JN075867

いまさら聞けない **施設基準編**
聞けない
病院経営2

～施設基準の重要性と適時調査・個別指導の実際～

足利赤十字病院 名誉院長　小松本 悟 著
日本病院会 顧問

経営書院

本 書 に 寄 せ て

日本病院会　会長
社会医療法人財団　慈泉会　理事長
相澤病院　最高経営責任者　相澤　孝夫

　本書は、小松本先生が「いまさら聞けない病院経営」のシリーズ第2弾として出版する本であり、「施設基準の重要性と適時調査・個別指導の実際」との副題がついている。言うまでもないが、公的医療保険に基づき、療養の給付をはじめとする保険診療を行うことができる病院は、健康保険法をはじめとする医療保険各法の規定により、厚生労働大臣の指定を受けた保険医療機関である。医療保険の被保険者は、被保険者証を保険医療機関である病院の窓口に提出することにより保険診療を受けることができ、国民皆保険の根幹をなす。

　病院の収入のほとんどはこの制度に基づく診療報酬収入である。そのため、病院が適正な報酬を得るためには3つルールである「保険医療機関及び保険医療養担当規則」（いわゆる「療養担当規則」）と「施設基準」および「診療報酬点数表による診療報酬請求」を順守しなければならない。

　近年の急速な医学の発展進歩は臨床医療の細分化・複雑化をもたらしたが、それを診療報酬に反映させようとすると、出来高準拠の体系をとっているわが国の3つのルールは複雑・難解なものになることが必至である。さらに最近は、財務省の医療費抑制の要請を受けて、算定件数を減らすための条件を設定したと思われるものや厚生労働省による病院経営支援のための算定条件緩和などさまざまな思惑も入り乱れ、ルールの数は増えることはあっても減ることがない状況にある。

　膨大で複雑・難解なルールのため、病院では適正と判断して行った診療報酬の請求がルールに違反または解釈の間違いであると指摘される場面が第2章に書かれている「個別指導」や「適時調査」であり、報酬の

返還命令を受けることがある。時には病院職員がルールを十分に理解していないことや調査員の質問への答えが不十分なことから返還につながることもある。足利赤十字病院が実際に受けた個別指導や適時調査の内容が詳しく書かれているので、必ずや読者の参考になるものと思う。

　第1章は、医療費抑制が続く厳しい経営環境の中でDPC対象病院はどうやって収入を確保し、支出を減らすことで収益を確保していくか、すなわち筆者が「はじめに」のページで述べているように「入るを量りて出ずるを為す」をいかに実践したかについて、足利赤十字病院における経験をもとに具体的数値や具体的事例を挙げ、詳細に書かれている。

　保険医療機関である病院は保険診療のルールを順守して適正な手続き、適正な届け出、適正な報酬請求を行わなければならない。一方で、病院の経営を担保するための収益は主として診療報酬において確保しなければならない。このために、病院は3つのルール、すなわち療養担当規則と施設基準および診療報酬点数表を熟知し、ルールを逸脱しないようにして診療報酬を請求し、必要な収益を確保することが重要となる。この章にはそのためのヒントが詰まっており、読者にとって大いに参考になるはずである。

　本書は、特に急性期医療を担っているDPC対象病院の院長、幹部の皆さんにぜひ読んでいただきたい。急性期病院の経営が厳しいなか、この本を参考にして創意工夫を行うことで、皆さんの病院の経営が好転することを期待してやまない。

2020年12月24日
日本病院会会長　相澤孝夫

はじめに

　医療を取り巻く環境は、年々厳しさを増している。国による医療費の削減、新たな地域医療構想、病院・診療科の再編・統合等により病院経営はさらに悪化の一途をたどっている。診療報酬も改定のたびに新設項目や施設基準の算定要件に変更が加えられ、その解釈は難しくなってきている。

　日本病院会の2018年の病院経営調査によると、病院の７〜８割が赤字経営に陥っている。DPCにおいてアウトカム評価が求められている以上、やはり付加価値の追求が大切ではないだろうか。われわれ病院経営者は今後、地域で生き残れるために、なぜ良い病院が必要なのか、そのことを原点に戻って考える必要がある。われわれ病院はこのような社会情勢の中にあっても生き残り、国民の信頼を勝ちとらなくてはならない。

　したがって、国民の医療に対する疑問に答えるために、病院は医療情報の透明化を図り標準的な情報を開示し、それを説明する義務（説明責任）がある。国民は今後も医療の質とコストの両面に関心を注ぐ。これは、客観的に病院を選択する指標が求められてきたということである。そのために、足利赤十字病院では社会のニード、国民のニードに対応した良い急性期病院として第三者指標が得られるようにマネジメントをしてきた。その第三者指標として次の６つを挙げたい。

1．日本医療機能評価機構の認定病院であること
2．急性期入院医療の包括支払い制度（DPC制度）に対応できる病院であること
3．臨床研修指定病院であること
4．地域完結型医療に特化できる病院であること
5．地域医療支援病院であること
6．医療の国際化に対応できる病院であること。そのために、われわれはJCI（Joint Commission International）、JMIP（Japan Medical Service Accreditation for International Patients）、JIH（Japan

International Hospital)、ISO15189等を取得

　改めて診療報酬制度をみて分かるように、ここ数年、医科点数は全体的に切り下げられて医療費抑制に働いているため、これ以上、医業収益を上げることは大変難しい。そのため、医業収益の各項目における経営指標を再度見直し、その中身を再検討し、どの診療科、どの医療サービスで自院が相対的に収益を上げているのかを再検討してほしい。地域で生き残れる、アピールできる診療科等を再度見直し、万全の方策を模索したいものである。

　いずれにしても、今後も医業収益の伸びは期待できないため、医業支出における各項目の指標、人件費、医療材料費、経費等の中身を再検討し、削減できるものは削減する必要がある。赤字病院の多くは人件費率が50％を超え、材料費率も35％を超えている。これらの人件費および材料費の伸びを医業収益ではもはや補填できない状況に陥っているため、自院の施設基準を再度見直し、一部の加算の返上も含め、人件費、材料費、委託費の内訳を詳細に検討し、削減できるものは削減すべきではないだろうか。

　消費税10％時代を迎え、材料費や委託費にかかる課税分がさらに病院経営を圧迫し始めている。『礼記』の「入るを量りて出ずるを為す」を実践し、収入に応じて支出に一定の限度を設け、身の丈に合ったその限度内の支出を計画すべきである。

　さて、2019年に『いまさら聞けない病院経営』（経営書院刊）を上梓し、医師の視点で病院経営を概説した。近年、病院経営を取り巻く環境は大変厳しい状況に陥っているため、これからは病院長や病院幹部がリーダーシップを発揮しなければ、改善方向に舵を切れないようになってきている。このような背景のもと、ありがたいことに多くの病院長をはじめ、事務長や病院幹部に拙著『いまさら聞けない病院経営』は好評を得ている。

　そして、「いまさら聞けない」シリーズの第2弾として『いまさら聞

けない病院経営2　施設基準編～施設基準の重要性と適時調査・個別指導の実際～』をまとめた。

　多くの病院長は施設基準について詳しくご存じだろうか。2年に一度、診療報酬改定が行われるたびに施設基準の算定要件が変わり、その内容は複雑多岐にわたっている。そのため、施設基準の算定要件などの解釈・理解に悩むことがある。

　本書では、施設基準からみたこれからの病院経営について概説したい。

　われわれが病院経営を行っていくうえで、診療報酬のルールとして3つあると考えてよいであろう。その1つが施設基準である。ほかの2つは診療報酬点数（医科点数表の解釈）と保険医療機関および保険医療養担当規則（以下、療担）である。施設基準が骨格を組み立て、その中の部分部分の引き出しを埋めているのが診療報酬点数と療担である。

　診療報酬を請求するために守らなければならないルールが診療報酬点数表に明記され、おのおのの施設基準や項目ごとに実施内容の詳細が示されている。それが算定要件である。そして算定要件に該当する療養について要する費用の額を定めている。また、保険医療機関、保険医が保険診療・保険請求をするうえで守らなければならないルールが療担であり、第2条の3（適正な手続の確保）には次のように記されている。

　「保険医療機関は、その担当する療養の給付に関し、厚生労働大臣又は地方厚生局長若しくは地方厚生支局長に対する申請、届出等に係る手続及び療養の給付に関する費用の請求に係る手続を適正に行わなければならない」

　すなわち、適正な手続き、適正な届出を行うことは、保険医療機関の責務であることが明確だ。このルールを守ることは適切な保険診療を行うことであり、国民への義務であると言える。また、倫理的にも大切であり、社会的責任を負っていることも病院長・病院幹部、全職員が理解し、施設基準を順守することが肝要である。

足利赤十字病院　名誉院長

日本病院会　顧問

小松本　悟

目　次

本書に寄せて……………………………… 日本病院会　会長　相澤孝夫
はじめに……………………………………………………………… 小松本悟

第1章　診療報酬における施設基準の重要性

1　病院にとっての施設基準………………………………………… 2
2　施設基準の届出……………………………………………………16
3　施設基準における「様式9」の重要性…………………………26
4　療養環境加算………………………………………………………36
5　総合入院体制加算1と禁煙の周知………………………………46
6　急性期一般入院基本料と急性期看護補助体制加算……………52
7　紹介・逆紹介が関係する施設基準………………………………59
8　開業医の立場からみた病診連携…………………………………67
9　がん診療に関する施設基準………………………………………73
10　入院稼働額の上半期比較…………………………………………79

第2章　個別指導・適時調査の実際と関連資料

1　施設基準に係る適時調査への対応………………………………88
2　個別指導および適時調査の関連資料……………………………112
　　厚生局からの通知…………………………………………………114
　　準備
　　　院内に掲示した対応への心構え………………………………120
　　　事前提出資料と対応部署一覧…………………………………121
　　対応準備
　　　想定質問集………………………………………………………128
　　　必須掲示物の一覧………………………………………………134
　　　当日の流れと担当割……………………………………………136
　　　個別指導の室内配置表…………………………………………138

　　　個別指導・適時調査後の講評（指摘等）……………………………139

　　　個別指導の指摘事項と改善報告…………………………………144

　　　適時調査の指摘事項と改善報告…………………………………152

　　　管理会議における結果報告（プレゼンテーション資料）………154

第3章　完全再現　厚生局の質問と病院の回答と対応
　　　〜個別指導・適時調査への対応の実際〜

　1　厚生局の質問と病院の回答・対応を紙面上で再現………………158

　　　個別指導　医師①診療録監査……………………………………159

　　　個別指導　医師②診療録監査……………………………………168

　　　個別指導　医師③診療録監査（DPC 委員会）…………………174

　　　適時調査　事務（一部負担）……………………………………181

　　　適時調査　薬剤、検査……………………………………………183

　　　適時調査　看護①…………………………………………………188

　　　適時調査　看護②…………………………………………………195

　　　適時調査　事務（基本診療料①）………………………………201

　　　適時調査　事務（基本診療料②）………………………………204

　　　適時調査　事務（特掲診療料①）………………………………207

　　　適時調査　事務（特掲診療料②）………………………………210

　　　適時調査　院内ラウンド　施設基準充足状況…………………214

第1章

診療報酬における施設基準の重要性

1 病院にとっての施設基準

 ## 施設基準とは

　施設基準とは、診療報酬を算定する上で必須のルールである。

　施設基準は、1994年10月から承認制から届出制に移行した。そして、診療報酬の算定は簡素化されたが、施設基準の細かい規則を病院側で解釈して届出をしなくてはならなくなった。

　また、官報によって厚生労働大臣が発した内容を厚生労働省の告示という。その告示の中で施設基準は規定されている。その内訳は、実績・体制・設備・構造等である（表1）。ここでいう体制とは、主に人数・資格・経験等を規定したもので、人的配置と資格経験年数に関するものである。設備とは、必要な器械・器具などを規定したもので検査機器を指し、リハビリ・精神科などの専門療養で使用する器具などがある。構造とは、面積・寸法などを規定したもので、例えば個室の広さなどを定めている。この広さについては、病室の総床面積、1床当たりの病床面

表1　施設基準のルール

施設基準とは

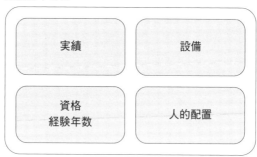

実績、設備、資格、人的配置等を定めたルール

積とも関係があるので、第1章4「療養環境加算」のところで詳しく述べる。

 ## 施設認定・施設基準における厚生労働大臣の定める掲示事項とは

　保険医療機関である病院は、厚生労働大臣によって定められた施設基準に適合している旨を院内に掲示しなくてはならない。病院の玄関やホームページ上に次のような一文を見かける。

　「当病院は、厚生労働大臣の定める施設基準に基づいて診療を行っている保険医療機関です。次の施設基準に適合している旨、○○厚生局へ届け出ております」

　表2は、当院の施設基準届出一覧である。

 ## 診療報酬点数表の構成

　診療報酬の構成は、大きく基本診療料と特掲診療料の2つに分かれている（表2、3）。ここでは、それらについて概説したい。

　基本診療料の施設基準に関するものは厚生労働省告示第58号（2020年度）、特掲診療料の施設基準に関するものは厚生労働省告示第59号（2020年度）に定められている。これらの基本診療料と特掲診療料について詳しく述べる。

　基本診療料の施設基準の告示の第一（届出の通則）には、次のように規定されている。

　「保険医療機関は第二から第十までに規定する施設基準に従い、適正に届出を行わなければならないこと」

　表2の基本診療料は、構造的要素をもとに料金が設定されており、すべての患者に初診・再診料、入院料等が算定できる。告示では91項目（2020年度）が示されている。

　当院が届け出ている基本診療料を示したのが表4で、急性期一般入院

表2　足利赤十字病院の施設基準届出一覧

基本診療料

地域歯科診療支援病院歯科初診料	ウイルス疾患指導料
歯科外来診療環境体制加算	外来栄養食事指導料（注2）
歯科診療特別対応連携加算	遠隔モニタリング加算(ペースメーカー指導管理料)
一般病棟入院基本料	糖尿病合併症管理料
結核病棟入院基本料	がん性疼痛緩和指導管理料
精神病棟入院基本料	がん患者指導管理料
総合入院体制加算	外来緩和ケア管理料
救急医療管理加算	糖尿病透析予防指導管理料
超急性期脳卒中加算	小児運動器疾患指導管理料
診療録管理体制加算	乳腺炎重症化予防ケア・指導料
医師事務作業補助体制加算	婦人科特定疾患治療管理料
急性期看護補助体制加算	腎代替療法指導管理料
看護職員夜間配置加算	院内トリアージ実施料
療養環境加算	外来放射線照射診療料
重症者等療養環境特別加算	療養・就労両立支援指導料
緩和ケア診療加算	開放型病院共同指導料
精神病棟入院時医学管理加算	ハイリスク妊産婦共同管理料（I）
精神科身体合併症管理加算	がん治療連携計画策定料
精神科リエゾンチーム加算	外来排尿自立指導料
栄養サポートチーム加算	ハイリスク妊産婦連携指導料1
医療安全対策加算	ハイリスク妊産婦連携指導料2
感染防止対策加算	肝炎インターフェロン治療計画料
抗菌薬適正使用支援加算	薬剤管理指導料
患者サポート体制充実加算	検査・画像情報提供加算及び電子的診療情報評価料
褥瘡ハイリスク患者ケア加算	医療機器安全管理料1
ハイリスク妊娠管理加算	医療機器安全管理料2
ハイリスク分娩管理加算	総合医療管理加算（歯科疾患管理料）
精神科救急搬送患者地域連携受入加算	歯科治療時医療管理料
総合評価加算	在宅患者訪問看護・指導料及び同一建物居住者訪問看護・指導料の注2
呼吸ケアチーム加算	在宅肛門の自己洗腸指導管理料
後発医薬品使用体制加算	持続血糖測定器加算
病棟薬剤業務実施加算	遺伝学的検査
データ提出加算	先天性代謝異常症検査
入退院支援加算	HPV核酸検出及びHPV核酸検出（簡易ジェノタイプ判定）
認知症ケア加算	ウイルス・細菌核酸多項目同時検出
せん妄ハイリスク患者ケア加算	検体検査管理加算（I）
精神疾患診療体制加算	検体検査管理加算（IV）
精神科急性期医師配置加算	国際標準検査管理加算
排尿自立支援加算	心臓カテーテル法による諸検査の血管内視鏡検査加算
地域医療体制確保加算	時間内歩行試験及びシャトルウォーキングテスト
地域歯科診療支援病院入院加算	皮下連続式グルコース測定
救命救急入院料	脳波検査診断料1
ハイケアユニット入院医療管理料	神経学的検査
小児入院医療管理料	補聴器適合検査
回復期リハビリテーション病棟入院料	小児食物アレルギー負荷検査
緩和ケア病棟入院料	内服・点滴誘発試験

センチネルリンパ節生検（片側）	経皮的中隔心筋焼灼術
CT 透視下気管支鏡検査加算	ペースメーカー移植術及びペースメーカー交換術
有床義歯咀嚼機能検査、咀嚼能力検査及び咬合圧検査	
画像診断管理加算2	大動脈バルーンパンピング法（IABP 法）
CT 撮影及び MRI 撮影	経皮的下肢動脈形成術
冠動脈 CT 撮影加算	
外傷全身 CT 加算	腹腔鏡下十二指腸局所切除術（内視鏡処置を併施するもの）
心臓 MRI 撮影加算	
乳房 MRI 撮影加算	腹腔鏡下胃切除術（内視鏡手術用支援機器を用いる場合）
小児鎮静下 MRI 撮影加算	
抗悪性腫瘍剤処方管理加算	腹腔鏡下噴門側胃切除術（内視鏡手術用支援機器を用いる場合）
外来化学療法加算1	
連携充実加算	腹腔鏡下胃全摘術（内視鏡手術用支援機器を用いる場合）
無菌製剤処理料	
心大血管疾患リハビリテーション料（Ⅰ）	バルーン閉塞下経静脈的塞栓術
脳血管疾患等リハビリテーション料（Ⅰ）	胆管悪性腫瘍手術（膵頭十二指腸切除及び肝切除（葉以上）を伴うものに限る。）
運動器リハビリテーション料（Ⅰ）	
呼吸器リハビリテーション料（Ⅰ）	
がん患者リハビリテーション料	体外衝撃波胆石破砕術
認知症患者リハビリテーション	
集団コミュニケーション療法料	腹腔鏡下肝切除術
歯科口腔リハビリテーション料2	体外衝撃波腎石破砕術
精神科作業療法	
精神科ショート・ケア「小規模なもの」	腹腔鏡下膵腫瘍摘出術及び腹腔鏡下膵体尾部腫瘍切除術
抗精神病特定薬剤治療指導管理料（治療抵抗性統合失調症治療指導管理料に限る。）	
医療保護入院等診療料	早期悪性腫瘍大腸粘膜下層剥離術
エタノールの局所注入（甲状腺に対するもの）	体外衝撃波腎・尿管結石破砕術
エタノールの局所注入（副甲状腺に対するもの）	
人工腎臓	膀胱水圧拡張術
導入期加算2及び腎代替療法実績加算	胃瘻造設術（内視鏡下胃瘻造設術、腹腔鏡下胃瘻造設術を含む。）
下肢末梢動脈疾患指導管理加算	
磁気による膀胱等刺激法	
口腔粘膜処置	輸血管理料Ⅰ
ＣＡＤ／ＣＡＭ冠	輸血適正使用加算
組織拡張器による再建手術（一連につき）（乳房（再建手術）の場合に限る。）	人工肛門・人工膀胱造設術前処置加算
仙骨神経刺激装置植込術及び仙骨神経刺激装置交換術	胃瘻造設時嚥下機能評価加算
上顎骨形成術（骨移動を伴う場合に限る。）（歯科診療に係るものに限る。）、下顎骨形成術（骨移動を伴う場合に限る。）（歯科診療に係るものに限る。）	レーザー機器加算の施設基準
	麻酔管理料（Ⅰ）
乳腺腫瘍画像ガイド下吸引術（MRI によるもの）	麻酔管理料（Ⅱ）
乳腺悪性腫瘍手術（乳がんセンチネルリンパ節加算1及び又は乳がんセンチネルリンパ節加算2を算定する場合に限る。）	放射線治療専任加算
	外来放射線治療加算
乳腺悪性腫瘍手術（乳頭乳輪温存乳房切除術（腋窩郭清を伴わないもの）及び乳頭乳輪温存乳房切除術（腋窩郭清を伴うもの））	高エネルギー放射線治療
	1回線量増加加算
ゲル充填人工乳房を用いた乳房再建術（乳房切除後）	画像誘導放射線治療（IGRT）
胸腔鏡下縦隔悪性腫瘍手術及び胸腔鏡下良性縦隔腫瘍手術（内視鏡手術用支援機器を用いる場合）	体外照射呼吸性移動対策加算
胸腔鏡下肺悪性腫瘍手術（肺葉切除又は1肺葉を超えるもので、内視鏡手術用支援機器を用いる場合）	定位放射線治療
	定位放射線治療呼吸移動対策加算
食道縫合術（穿孔、損傷）（内視鏡によるもの）、内視鏡下胃・十二指腸穿孔瘻孔閉鎖術、胃瘻閉鎖術（内視鏡によるもの）、小腸瘻閉鎖術（内視鏡によるもの）、結腸瘻閉鎖術（内視鏡によるもの）、腎（腎盂）腸瘻閉鎖術（内視鏡によるもの）、尿管腸瘻閉鎖術（内視鏡によるもの）、膀胱腸瘻閉鎖術（内視鏡によるもの）及び腟腸瘻閉鎖術（内視鏡によるもの）	病理診断管理加算
	悪性腫瘍病理組織標本加算
	口腔病理診断管理加算
経皮的冠動脈形成術（特殊カテーテルによるもの）	クラウン・ブリッジ維持管理料
胸腔鏡下弁形成術及び胸腔鏡下弁置換術	

表3 足利赤十字病院が取得している基本診療料と特掲診療料の数

基本診療料（構造的要素） 91 項目

初・再診料、入院料など、全ての患者に算定する項目

特掲診療料（人的要素） 361 項目

特定な手術、放射線、リハビリなど個別の要件（資格、経験年数など）があり、患者個々に算定する項目

表4 足利赤十字病院が取得している基本診療料

一般病棟入院基本料
精神病棟入院基本料
総合入院体制加算
診療録管理体制加算
救命救急入院料
医療安全対策加算
感染防止対策加算
···等

当院取得
46 項目
91 項目

DPC 機能評価係数 I としても設定されている

基本料、精神病棟入院基本料、総合入院体制加算、診療録管理体制加算、救命救急入院料、医療安全対策加算、感染防止体制加算等の46項目である。これらの入院基本料関連は、DPC 機能評価係数 I として評価されている。

　特掲診療料の施設基準の告示の第一（届出の通則）には、次のように規定されている。

　「保険医療機関及び保険薬局は、第二から第十五までに規定する施設基準に従い、適正に届出を行わなければならないこと」

　特掲診療料は人的要素をもとに点数が設定されており、特定の手術・放射線・リハビリ等を行う際、医療従事者の資格・経験年数等を規定し

表5　足利赤十字病院が取得している特掲診療料

ウイルス疾患指導料
がん患者指導管理料
薬剤管理指導料
麻酔管理料
がん患者リハビリテーション料
腹腔鏡下胃切除術
（内視鏡手術用支援機器）
定位放射線治療　　…等

当院取得
111 項目
───────
361 項目

特掲診療料の項目は、非常に多い

表6　足利赤十字病院の DPC 機能評価係数（Ⅰ）

DPC 機能評価係数（Ⅰ）との関連

係数種別	係　　数	稼働額（月額）
①基礎係数	1.0404	296,350,030
②機能評価係数（Ⅰ）	0.3843	109,464,930
③機能評価係数（Ⅱ）	0.1355	38,596,150
医療機関別係数 （①＋②＋③）	1.5602	444,411,110

※稼働額は、2019年度実績より試算

ている（表3）。患者個々に算定するものであり、361項目（2020年度）
が挙げられている。

　当院では111の特掲診療料を届け出ており、ウイルス疾患指導料、が
ん患者指導管理料、薬剤管理指導料、麻酔管理料、がん患者リハビリテー
ション料、腹腔鏡下胃切除（内視鏡手術用支援機器）、定位放射線治療
等と、項目は多岐にわたり非常に多い（表5）。

　入院基本料関連が DPC 機能評価係数Ⅰとして評価されていることは
前述したが、表6に当院の2020年4月時点の係数種別、係数、1か月の
稼働額を示す。係数種別は、①基礎係数、②機能評価係数（Ⅰ）と③機能
評価係数（Ⅱ）の3種類があり、これらの合計が医療機関別係数となる。

表7　足利赤十字病院の機能評価係数（Ⅰ）の内訳

項目（一部抜粋）	係　数	稼働額（月額）
急性期一般入院料1	0.1018	28,996,960
総合入院体制加算1	0.0607	17,289,930
臨床研修病院入院診療加算（基）	0.0014	398,780
診療録管理体制加算1	0.0031	883,010
医療安全対策加算1	0.0030	854,530
感染防止対策加算1	0.0137	3,902,340
後発医薬品使用体制加算1	0.0014	398,780
病棟薬剤業務実施加算1	0.0079	2,250,260
検体検査管理加算Ⅳ	0.0133	3,788,400
：		
機能評価係数（Ⅰ）　合計	0.3843	109,464,930

今後も機能を維持し続けることが重要

　当院の基礎係数は1.0404で稼働額（月額）296,350,030円、機能評価係数Ⅰは0.3843で月額は109,464,930円、機能評価係数（Ⅱ）は0.1355で月額は38,596,150円となった。これら3つの係数の合計、つまり医療機関別係数は1.5602となり、月額は444,411,110円となる。

　また、表7は、当院の機能評価係数Ⅰの内訳の一部である。機能評価係数Ⅰは急性期一般入院料1をはじめ、多くの加算項目と関係がある。急性期一般入院料1の係数は0.1018で月額は28,996,960円、総合入院体制加算1の係数は0.0607で月額は17,289,930円である。

◆ 算定要件と施設基準

　改定診療報酬点数表参考資料（令和2（2020）年4月1日実施：日本医師会）、通称「白本」から、例えば、入院基本料等加算のA200総合入院体制加算とA204地域医療支援病院入院診療加算の算定要件を示した

表8　総合入院体制加算と地域医療支援病院入院診療加算

> **A200　総合入院体制加算**
>
> 　　総合入院体制加算は、<u>十分な人員配置及び設置等を備え総合的かつ専門的な急性期医療を24時間提供できる体制</u>及び医療従事者の負担の軽減及び処遇の改善に資する体制等を評価した加算であり、<u>入院した日から起算して14日を限度として算定できる。</u>なお、ここでいう入院した日とは、第2部通則5に規定する起算日のことをいい、入院期間が通算される入院の初日のことをいう。

> **A204　地域医療支援病院入院診療加算**
>
> （1）地域医療支援病院入院診療加算は、地域医療支援病院における<u>紹介患者に対する医療提供</u>、病床や<u>高額医療機器等の共同利用</u>、<u>24時間救急医療の提供</u>等を評価するものであり、入院初日に算定する。なお、ここでいう入院初日とは第2部通則5に規定する起算日のことをいい、入院期間が通算される<u>再入院の初日は算定できない</u>。
>
> （2）（1）にかかわらず入院初日に病棟単位で行うべき特定入院料以外の特定入院料を算定した場合については、入院基本料の入院期間の計算により一連の入院期間とされる期間中に特定入院料を算定しなくなった日（当該日が退院日の場合は、退院日）において1回に限り算定する。

ものが表8で、当該加算を算定する際に（前提となる条件は表1）、実績・体制・人的配置などが定められている。

　A200総合入院体制加算では、「十分な人的配置及び設備等を備え総合的かつ専門的な急性期医療を24時間提供できる体制」等と示されている。A204地域医療支援病院入院診療加算は、「紹介患者に対する医療提供」、「高額医療機器等の共同利用」、「24時間救急医療の提供」等の算定要件が明記されている。

　算定方法として、A200総合入院体制加算は「14日を限度として算定できる」、A204地域医療支援病院入院診療加算は「入院初日に算定す

る」、「再入院の初日は算定できない」等と明記されている。

 ## 経過措置とは

　経過措置とは、診療報酬改定などで要件変更が行われた際、病院側の
体制整備等の期間を勘案し、要件を満たすまでの猶予期間である。

　前項で、算定要件とは当該算定を行う際に備えておかなければならな
い条件であることを述べた。しかし、個別項目の記述を読み込んでいく
と、「算定要件に関わらず、……診療料はＸ月からＹ月までの間は算定
できるものとする」といった経過措置が付記されていることがある。

　2020年度診療報酬改定では、重症度、医療・看護必要度の測定に係る
負担の軽減として、Ｂ項目の評価方法の見直しと必要度Ⅱの要件化が明
記されたが、経過措置として次のように示されている。

　「令和２年３月31日時点において現に一般病棟入院基本料（急性期一
般入院料１〜６に限る）又は特定機能病院入院基本料（一般病棟７対１
に限る）を届け出ているものについては、令和２年９月30日までの間に
限り、当該基準を満たすものとみなす」

 ## 届出受理後の措置等

　施設基準の内容が、病院のいろいろな都合によって変更になった場合
の変更届についても注視すべきである。2020年度改定前の基本診療料の
施設基準（通知）の第３「届出受理後の措置等」では、１.「届け出を
受理した後において、届け出の内容と異なった事情が生じた場合には、
保険医療機関の開設者は遅滞なく変更の届け出を行うものであること」
となっている。また、特掲診療料の施設基準（通知）の第３「届け出受
理後の措置等」でも、１.「届け出を受理した後において届け出の内容
と異なった事情が生じた場合には、保険医療機関または保険薬局の開設
者は届出の内容と異なった事情が生じた日の属する月の翌月に変更の届

け出を行うものであること」と記載されている。

　基本診療料および特掲診療料の施設基準の通知の下線の部分、「届け出の内容と異なった事情が生じた場合には」とされているため、届出書に記載した人的配置、施設、設備、体制などに変更が生じた場合には、その都度変更届を提出する必要があった。

　しかし、2020年度改定で「基本診療料の施設基準については、第3「届け出受理後の措置等」の1「届け出を受理した後において、届け出の内容と異なった事情が生じ、<u>当該施設基準を満たさなくなった場合又は当該施設基準の届出区分が変更となった場合には</u>、保険医療機関の開設者は遅滞なく届け出を行うものであること」、特掲診療料の施設基準については、第3「届け出受理後の措置等」の1「届け出を受理した後において届出の内容と異なった事情が生じ、<u>当該施設基準を満たさなくなった場合又は当該施設基準の届出区分が変更となった場合には</u>、保険医療機関または保険薬局の開設者は届出の内容と異なった事情が生じた月の翌月に変更の届け出を行うものであること」と変更された。上記2つの下線部分をみると、届出内容が維持されている場合は、人的配置、施設、設備などに変更があってもあえて変更届の必要はないこととなった。

　ここで注意したいことは、職員の配置転換により施設基準が維持されている場合、以前の職員配置表の履歴をきちんと残しておく必要がある。例えば適時調査、個別指導の時、以前の職員配置の履歴を破棄していれば証拠となる資料がないために、適切な施設基準にのっとった配置がなされていないと判断され、その期間の診療報酬の返還を求められる可能性がある。

◆ 行政指導

　保険医療機関並びに保険医は、健康保険法、療担等で規定されている保険診療のルールに沿った診療を行う必要がある。この診療内容および

表9　行政指導の種類

適時調査	施設基準に適合しているかを調査
個別指導	保険診療の取り扱い、請求に関する行政指導
監査	不正又は著しい不当扱いに対する事実関係の把握、適切な措置

　診療報酬請求が正しくなされているか、健康保険法を順守しているかを調査、指導するのが厚生局による行政指導である。

　行政指導には表9に示した適時調査、個別指導、監査の3つがあり、施設基準が正しく運用されているかについて行政として指導するものである。

　適時調査とは、届け出た施設基準に適合しているかを調査するもので、個別指導は保険診療の取り扱い、請求が正しく行われているかを調査し、正しく行われていない場合に指導を行うものである。そして監査は、診療内容および診療報酬請求に不正または不当扱いに対する事実関係を把握し、適切な措置を医療機関に行うものである。適切でない場合は健康保険法違反となり、行政処分の対象となる。行政処分として、保険医療機関等の指定の取消および保険医等の登録が取り消される。また、同時に保険診療を受けた患者（被保険者）の権利を守ることを目的として、行政処分の内容を公表することになっている。

　適時調査は2〜3年に1回行われる。厚生局（主に事務審査官）が医療機関へ直接赴いて、届出をしている施設基準の充足状況を確認する。

　当院は2017年に適時調査を受けた。その時の様子を示したものが写真1である。事前に提出する書類と当日準備する書類があり、決められたとおり準備する必要がある。また、指導当日、関係書類に関する患者一覧表も審査の対象となる。当院が届け出た施設基準の充足状況を確認するため、表10に示した看護師の配置基準、入院診療計画書の記載、院内

表10　適時調査とは

厚生局が医療機関へ直接赴いて、届け出られている施設
基準の充足状況を確認するために行う

看護師の配置基準	入院診療計画書の記載
院内研修	感染対策や医療安全体制
掲示物	手術件数や麻酔科体制
退院サマリーの作成状況	化学療法や放射線の件数
専従スタッフの出勤簿	薬剤管理指導体制

研修、感染対策や医療安全体制、掲示物、手術件数や麻酔科体制、退院サマリーの作成状況、化学療法や放射線の件数、専従スタッフの出勤簿、薬剤管理指導体制等を、事前に届け出ている内容どおりに正しく保険診療が行われているかどうかを調査・確認された。これらの項目が正しく施設基準の内容に沿っていなければならない。

　個別指導は、新規指定後おおむね半年から1年以内に実施、または支払基金等や保険者、被保険者などからの情報提供をもとに実施される場合がある。

　内容としては、保険診療の取り扱い、請求に関する行政指導のため、実際に請求した30人分の連続した2か月分の診療報酬明細書（レセプト）に基づき、厚生局（主に保険医）が面接懇談方式で実施し、請求に関する記録等（いわゆる算定の根拠）を確認する。施設基準に準じた算定要件として、診療報酬を請求するために守らなければならないルールが診療報酬点数表（医科点数表の解釈）であることから、このルールにのっとって請求していなければならない。

　当院は前回2017年の適時調査から2年ぶりに、個別指導は2013年の実施から6年ぶりの2019年に再度、実施の通知があった。目的と日時、場所等は関東信越厚生局長から通知される。その詳細、経過、準備、実際にどのように行われたのかは第2章1「施設基準に係る適時調査への対

写真1　適時調査の記録

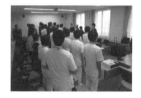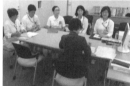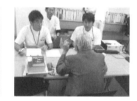

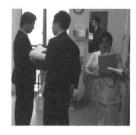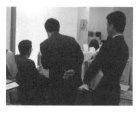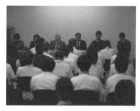

適時調査時の記録（2017.10.25）

応」で述べることとし、ここでは概説のみにとどめたい。

　前回の関東信越厚生局による適時調査は2017年に行われた。当院は栃木県南西部に位置しており、関東信越厚生局の管轄区域となる。地方厚生局は厚生労働省の地方支分部局であり、全国に8地方厚生（支）局（北海道厚生局、東北厚生局、関東信越厚生局、東海北陸厚生局、近畿厚生局、中国四国厚生局、四国厚生支局、九州厚生局）がある。

　図1に、厚生局による全国の適時調査の実地状況の年度別推移を示した。2013年度は2,508件、折れ線グラフは栃木県の件数で35件、2014年度は2,347件、同34件であったがその後、徐々にその件数は増加し、2015年度は2,561件、栃木県は37件、2016年度は3,356件と同55件であった。

　また、2017年度に厚生局が行った適時調査は全国で3,632件に及び、栃木県内でも55件と過去最高になり、返還金は36億7,539万円であった。そのうち、入院基本料の体制不備などによる返還金は、数千万円から数億円に及んでいる。

　このように施設基準は多岐にわたっており、当院の施設基準の項目数

図1　全国の適時調査の実施状況

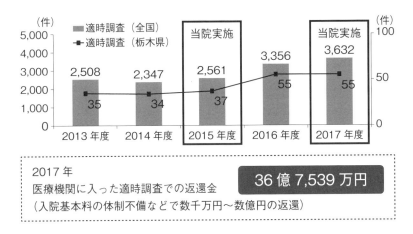

2017年
医療機関に入った適時調査での返還金　36億7,539万円
（入院基本料の体制不備などで数千万円〜数億円の返還）

も非常に多い。したがって、施設基準取得後は要件の維持が極めて重要なため、当院の医療情報課は常日頃、施設基準における各種実績のモニタリングを実施し、その結果を幹部会、管理会議にて報告し、各部門がそれらの実績報告等を踏まえ、懸念事項を共有化してPDCAサイクルを回し、施設基準にかなうよう正常化を試みている。

２　施設基準の届出

◆◆ 届出のための準備

　２年に一度、診療報酬改定があり、２月下旬から３月上旬にかけて、改定内容のほか留意事項などが中央社会保険医療協議会や日本医師会などから公表される。仮に４月１日からの届出を行うためには、事前の準備が必要である。要するに、自院にとって届出が可能かどうか、そのためには人的配置などの施設基準に十分対応できるか、そして増収につながるのかなど、短期間で判断しなくてはならない。

　入院基本料の施設基準は１か月間の実績が必要であり、短期間で新たな施設基準を獲得するのは難しい。そのため、３月現在の看護配置等の実績が新たな施設基準にかなうかどうかをあらかじめ調べておく必要がある。

　改定時には「特例の措置」がある。2020年度改定では、４月20日までに届出をすれば、４月１日よりさかのぼって算定可能というものもあるので、知っておいてほしい。

　2018年度改定でもそうであったが、2020年度改定において、急性期一般入院料１（７対１）の要件がさらに厳しくなったので、７対１を選ばず、10対１の入院料２以下を選択することも一つの可能性として挙げられる。それについては自院で事前に十分なシミュレーションをしておくべきである。

◆◆ 施設基準の届出は自己責任である

　施設基準は厚生局に届出をすることで受理される。その届出内容は、自己責任のもとに行うこととなる。また、その意味するところは、実際

は施設基準に適合しなかった時、適時調査や個別指導によって処分を受け、返還金を納めることとなる。指摘事項の程度によっては社会的責任を負うこともある。

　すなわち、施設基準の届出は一方向性であり、厚生局は届出をした当該医療機関に対し、施設基準の漏れを指摘したり別の施設基準を取得させるような指導はしないのである。

 ## 新たな施設基準を取得する時

　施設基準を新たに届け出する際は、医療提供体制が整備されていることを十分に確認しなければならない。一般の病院は届け出た施設基準を順守して診療報酬請求を行っている。すなわち、施設基準は医業収益に直結するのである。

　施設基準には人的配置に関する細かな規則があり、綿密に検討することが大切である。まず、自院が届け出た施設基準を細部まで十分に把握し、そのうえで自院の現勢を十分に掌握して新たな施設基準の届出を考えるべきであろう。

　新たな施設基準のために人的配置を行うことがある。その際、人員を安易に増やすべきではない。一般的に、新たな施設基準が示された当初は人員増加による人件費よりも、新たに取得した施設基準による医療収入のほうが大きいことがある。しかし、次年度以降、その施設基準の加点の程度が徐々に減じられることが多いため、人員増加による人件費をカバーできなくなる。また、人員増加分も毎年定時昇給があり、さらにその損益分岐点への到達が早くなることが常である。新たに取得する際は、取得した施設基準の医療収入もそうだが、取得したことでの波及効果も考慮して検討する必要がある。

　例えば、口腔ケアに関する施設基準の場合、直接の収入よりも誤嚥性肺炎の発症リスクを抑えられることで医療の質が高まり、早期退院が実現し、確保できたベッドに新たな患者を入院させることで収入増が期待

できることもあるため、さまざまな視点から検討する必要がある。

　したがって、病院長・病院幹部は必ず人件費増と診療報酬増による収入とを常に継時的にバランスシートに載せ、検討し続けることが大切である。ただ単に収入増を図るために、新たな施設基準を取りにいくことには慎重になってほしい。事実、最近の多くの赤字病院の原因は、新たに増員した人件費増によるものだ。

　また、委託会社に依頼して新たな施設基準を得ようとすることは、隠れた人件費を生むこととなる。消費税10％時代を迎えたこともあり、常に医業収支をシミュレーションし続けることが大切である。

　施設基準には、人的配置という人件費にまつわる大切な要素があることを念頭に置いておくべきである。病院経営方針とも直結するので、病院長・病院幹部を含めて医事課や人事課などと情報を共有しつつ検討してほしい。

 ## 施設基準における用語の解説

　病院長・事務長の多くは施設基準の詳細を読んだことがあるだろうか。例えば、『改定診療報酬点数表参考資料』（令和2（2020）年4月1日実施：日本医師会）をみると、施設基準にはいろいろな用語があり、正直われわれ医療関係者、病院長、事務長にはなじみのない用語が散見される。診療報酬や施設基準の取り扱いにおいて錯覚しやすい言葉が多いのも事実である。

　そこで最低限、病院長や病院幹部が施設基準を総括的に理解できるように、ここで用語の解説をしたい。

（1）看護要員と看護職員

　施設基準を解釈し、特に入院基本料の算定の基礎となる看護職員の人数や勤務時間を把握するための様式9を作成する時、看護職員、看護要員について施設基準の内容を正しく理解しておかなければならない。適時調査や個別指導を受けた時、これらの解釈が正しくなければ施設基準

図1　看護要員の内訳

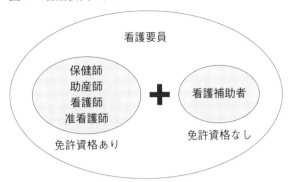

違反となり、返還金を求められることがある。図1を用いて、看護職員と看護要員について詳しく説明する。

看護職員とは、保健師助産師看護師法（以下、保助看法）に規定する保健師、助産師、看護師、准看護師のことである。これら4つの職種は免許・資格を有している。

看護要員とは、患者の看護・介護を行う者で、免許・資格を有する看護職員と看護補助者を含めた総称である。

看護師とは、保助看法第七条に規定されている厚生労働大臣の免許を取得しているものである。

准看護師とは、保助看法第八条に規定されている都道府県知事の免許を取得しているものである。

看護補助者とは、看護師や准看護師の免許・資格を有さず、看護師長、看護職員の指導の下で患者の療養生活上の世話などを行うものである。一般的に看護補助者のほか、看護助手とも呼んでいる。当院ではナースアシストと呼称している。

以上で述べたように、看護師、准看護師などの違いを正しく理解し、施設基準に沿って看護師を配置してほしい。

例えば、看護師は准看護師も含むと解釈してしまうと、本来、看護師の配置が求められているところに准看護師を配置して、定められた看護

師の数を満たさなくなり、施設基準が維持されていないと判断される
ケースがよくある。

　入院基本料等加算、特定入院料、医学管理料、リハビリテーションな
どの施設基準については、その配置要件に「看護師」と記載が多く、診
療報酬でも「看護師が実施した場合」と規定されている。看護師の必要
数を超えて准看護師を病棟に配置し、看護師業務を助けていることがあ
る。その際、当該施設基準（看護配置）は維持されていることになるが、
看護師の必要数の中に准看護師を含めることは、施設基準を逸脱するこ
とになるので注意してほしい。

（2）「専従」、「専任」、「専ら担当」の区別

　「専従」、「専任」、「専ら担当」の違いについて述べる。これらの用語
は施設基準において人的要員の箇所で頻繁に使われている。

　「専従」は、当該業務以外の業務を行ってはならない。したがって、
他の業務はできないということである。

　「専任」は、当該業務の担当であることが分かる程度、関与している
ことを意味している。ということは、兼務が可能であるということであ
る。

　「専ら担当」は、大部分を当該業務に従事していることである。つま
り、恒常的に他の業務を行うことは認められず、その人の業務のうち、
「8割程度」を当該業務に当てることも可能と解釈してよい。

（3）勤務、配置等の言葉

　施設基準の各項目をみると、人員に関しては、「勤務」、「配置」、「常勤」
等の言葉がしばしばみられる。「勤務」と「配置」は基本的には同じ意
味、同義語と解釈してよい。「常勤」に関しても、「常勤として勤務」と
「常勤者の配置」は同義語としてとらえてよい。

（4）専従要件の緩和

　ここ数年における診療報酬改定では、専従要件が緩和されてきてい
る。例えば、緩和ケア診療加算（1日につき）400点が390点に、外来緩
和ケア管理料300点が290点に、ともに10点引き下げられた。そのかわり、

今まで認定看護師の配置が専従要件であったが、緩和ケアチームで診察する患者数が1日15人以内の場合は、専任で差し支えないこととなった。

　また、精神科作業療法を実施しない時間帯において、精神科ショート・ケア、精神科デイ・ケア、精神科ナイト・ケア、精神科デイ・ナイト・ケアおよび重度認知症患者デイ・ケアに従事することは差し支えない。精神科作業療法と精神科ショート・ケア等の実施日・時間が異なる場合にあっては、精神科ショート・ケアなどの専従者として届け出ることも可能となった。さらに、2020年度診療報酬改定においては、医師等の医療従事者の柔軟な働き方に対応する観点から、条件を満たせば複数の非常勤医師でも常勤換算として認められるなど、人の配置についても柔軟に対応することが可能となった。

 ## 保険外併用療養費とは

　患者が保険外診療を受けると、保険診療も含めて医療費の全額が自己負担となるが、厚生労働省の定める「評価療養」、「患者申出療養」、「選定療養」については保険診療との併用が認められている。その際、保険診療の費用は一般の保険診療と同様に扱われて一部負担金を支払うこととなるが、残りの費用は「保険外併用療養費」として給付が行われる。

　評価療養と患者申出療養は保険導入を前提としており、先進医療や治験などが該当する。選定療養は保険導入を前提としておらず、患者の自由な選択に基づいて併用できるもので、例えば、差額ベッドや予約診療、時間外診療の費用などが該当する。

 ## 一般病棟入院基本料

　2018年度診療報酬改定では、入院医療の評価体系が大幅に見直された。われわれ急性期医療を担う地域中核病院は、それまでの7対1入院基本料と10対1入院基本料の再編・統合はどのようになるのか、大変関心が

図2 一般病棟入院基本料（7対1、10対1）の再編・統合のイメージ

2018 年度診療報酬改定 Ⅰ－1. 医療機能や患者の状態に応じた入院医療の評価⑤ （1）急性期医療
一般病棟入院基本料（7対1、10対1）の再編・統合のイメージ

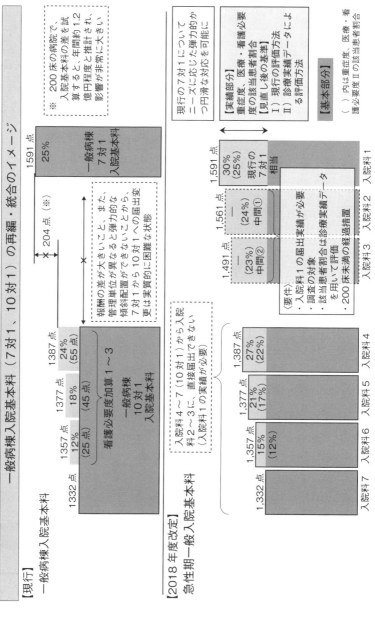

【現行】

一般病棟入院基本料

※ 200 床の病院で、入院基本料の差を試算すると、年間約 1.2 億円程度と推計され、影響が非常に大きい

一般病棟7対1入院基本料 1591点 25%

204点（※）

報酬の差が大きいこと、また、管理単位が異なると弾力的な傾斜配置ができないことから、7対1から10対1への届出変更は実質的に困難な状態

看護必要度加算1～3　一般病棟10対1入院基本料
1332点 12%（25点）
1357点 18%（45点）
1377点 24%（55点）
1387点

【2018 年度改定】

急性期一般入院基本料

入院料4～7（10対1）から入院料2～3に、直接届出が必要（入院料1の実績が必要）

現行の7対1についてニーズに応じた弾力的かつ円滑な対応が可能

【実績部分】
重症度、医療・看護必要度の該当患者割合
【見直し後の基準】
Ⅰ）現行の評価方法
Ⅱ）診療実績データによる評価方法

1591点 30%（25%）現行の7対1相当　入院料1
1561点 （24%）中間①　入院料2
1491点 （23%）中間②　入院料3
1387点 27%（22%）　入院料4
1377点 21%（17%）　入院料5
1357点 15%（12%）　入院料6
1332点　入院料7

〈要件〉
・入院料1の届出は実績が必要
・調査の対象
・該当患者割合は診療実績データを用いて評価
・200床未満の該当は経過措置

【基本部分】

（ ）内は重症度、医療・看護必要度Ⅱの該当患者割合

あった。今後、人口の減少に伴って急性期医療のニーズも減少すること
を考え、7対1病棟の縮小もその再編・統合の一因と考えられている。

　図2は、一般病棟入院基本料の再編・統合のイメージを示したもので
ある。上段の7対1入院基本料と10対1入院基本料の報酬は、7対1が
1,591点であるのに対して10対1は1,387点と差が大きいこと、また、看
護配置が7対1から10対1へと大幅に変わり、弾力的な傾斜配置ができ
ないため、7対1から10対1への届出変更は実質的に困難な状況であっ
た。

　そこで、一般病棟入院基本料における一般病棟7対1入院基本料は、
ニーズに応じた弾力的かつ円滑な対応を可能にするため、7対1と10対
1の間に入院料2と入院料3を新たに設定し、基本部分は10対1の運用
でよいとした。入院料4〜7（10対1）から入院料2〜3に移行する時
は、その前に入院料1の実績が必要になった（図2の下段）。もともと
入院料4〜7（10対1）では看護配置7対1の取得が難しい場合が多い
ので、入院料4〜7から入院料2〜3への移行は現実的ではないであろ
う。要するに、入院料1の届出実績を必要とするため、一般病棟10対1
入院基本料（新たなものでは入院料4、5、6、7）からの入院料1、
もしくは入院料2、入院料3への移行は難しいと考えられる。

　また、7対1病棟を減らすとしても、重症度、医療・看護必要度が
30％（25％）であるものが、看護師のやり繰りが難しくかつ看護師が疲
弊しても10対1に移行しない場合で入院料2をみると、重症度、医療・
看護必要度は29％（24％）であり、実際には7対1病棟と大きく変わり
がない。したがって、7対1から入院料2、入院料3への移行も現実的
ではないと考える。

◆◆ 入院料1（7対1）と入院料2（10対1）の比較

　2020年度改定では、入院料1（7対1）1,650点から入院料2（10対
1）1,619点は、31点下がっただけである。そのため、100床で入院料1

を算定している時、看護配置は厳しいものの入院料2もしくは4（10対1）へ踏み切れない場合がある。その詳細をシミュレーションしてみる。

◆2020年度の診療報酬の場合

入院料1（7対1）（1日当たり満床とした時）
　　（1,650点×10円）×100床＝1,650,000円

入院料4（10対1）へ移行した場合
　　（1,440点×10円）×100床＝1,440,000円

1か月分の減収は、
　　（1,650,000円－1,440,000円）×30日＝6,300,000円

入院料2（10対1）へ移行した時
　　（1,619点×10円）×100床＝1,619,000円

1か月分の減収額は、
　　（1,650,000円－1,619,000円）×30日＝930,000円

　2020年度の診療報酬で、入院料1（7対1）から入院料4（10対1）に移行した場合、6,300,000円の減収になる。一方、入院料1（7対1）から入院料2（10対1）へ移行した場合、930,000円の減収に収まる。同様に、入院料1と入院料2で看護配置による人件費についても検討してみたい。

　7対1配置では、100床当たり72人の看護師が必要となる。入院料2は10対1のため、50人の看護師の配置でよい。つまり、72－50＝22人少なくて済む。入院料2は入院料1から31点下がっただけで、22人の看護師を削減できる。入院料1から入院料2へ移行した場合、医業収益（年額）で換算すると、1,132万円（310円×365日×100床）の収入減となる。

　看護師1人当たりの人件費を600万円／年とすると、22人の看護師の人件費1年分の合計は、600万円×22人＝1億3,200万円を削減することができる。

そうすると、1億3,200万円－1,132万円＝1億2,068万円が黒字として計上される。仮に入院料1から入院料2へ移行するのであれば、22人を回復期リハビリ病棟や地域包括ケア病棟に振り分け、新たな収入源を探るのも一つの考えかもしれない。また、500床の病院で110人の看護師を削減できれば、それだけで年間6億円の収益増につながる。病床稼働率が低く、看護師をぎりぎりで運用している場合は病棟機能の転換など、いろいろなマネジメントも必要となろう。

看護必要度から入院料1と2を考える

　入院料2は、入院料1に比べると看護必要度は3ポイントしか下がらないのに、看護配置が7対1になれば、加重労働につながって対応しきれないという現象が起きるだろう。

　看護必要度29％の病棟では、やはり7対1ぐらいの看護配置が必要になるはずである。入院料2になったからといって、最終的に10対1では対応できないと思われる。

　このようなことを考えると、あえて入院料2を算定しようとする病院では看護師を抱え続けることで採算性が悪くなり、入院料2から3へ、さらにその下へと行かざるを得ない。いずれにしても、7対1からその下への誘導だとしても看護必要度は入院料1が30％、入院料2が29％、入院料3が28％とほとんど差がないことから、看護配置を10対1にすることは実質的に無理ではないだろうか。

　経営的観点からみると、病床稼働率を下げて看護師の負担を減らすのはよいが、病床稼働額は減少する。急性期病床として運用し続けなければならないのに、10対1になれば看護師にとってそれ相当の負担増になると思われる。

　結局、入院料2、入院料3が新たに設けられたが、多くの病院は入院料1にとどまっているだろう。

❸ 施設基準における「様式９」の重要性

　７対１や10対１などの入院基本料の施設基準において、看護職員の人数や勤務時間等を記録する一番大切で基礎となるものが「様式９」（入院基本料等に係る届出書添付書類）のため、病院長・病院幹部はその概要を知っておくべきである。様式９に７対１や10対１の看護配置が正確に記入され、作成されていることが大切である。それが自院の入院基本料が請求できる基礎となるからだ。

　また、厚生局の適時調査においても、様式９は詳細に調べられ、多くの質問を受ける。勤務時間の記載誤りで配置基準が満たせていないなどの指摘を受けると、返還金等も発生してしまう。一言でいえば、様式９は看護師、准看護師等が病棟勤務した時間数を、日勤と夜勤の時間帯に分けて記入する帳簿であり、入院基本料における配置基準の根拠記録なのである。

 様式９（入院基本料等の施設基準に係る届出書添付書類）とは

　様式９には保険医療機関名のほかに、
　１．入院基本料・特定入院料の届出
　２．看護要員の配置に係る加算の届出
　３．入院患者の数及び看護要員の数
　４．勤務実績表
等を記入する欄がある（表１）。

表1 入院基本料等の施設基準に係る届出書添付書類（様式9）

（様式9）入院基本料等の施設基準に係る届出書添付書類

作成年月日　2020　年　2　月　20　日

※ このファイルの入力方法については、下記URLを参照してください。
http://youshiki9.doc.net.or.jp/

保険医療機関名　　足利赤十字病院（7：1病棟）

1. 入院基本料・特定入院料等の届出

届出入院基本料・特定入院料（届出区分）　　　　　　一般病棟入院基本料（急性期一般入院料1）　　　　　7　対1

□ 病棟ごとの届出 ※（医療を提供しているが医療資源の少ない地域に属する保険医療機関の場合に限る）
　（ここに、該当する場合（✓）を記入のこと）

本届出の病棟数
本届出入院基本料・特定入院料（届出区分）全体の入院人数ではなく、届出に係る病床数を記載
　　　　　　　　　12　届出に係る病床数を記載
本届出の病床数　　406　※（医療機関全体の数ではなく、届出に係る病床数を記載）

□ 本届出基本料・特定入院料の届出区分の変更なし
　（ここに、該当する場合（✓）を記入のこと）

2. 看護要員の配置に係る加算等の届出
（新規に届出を行うものについては【新規届出】欄、既に届出を行っているものについては【既届出】欄の□に（✓）を記入のこと）

【新規届出】	【既届出】	項目名		【新規届出】	【既届出】	項目名
□		夜間看護加算（看護職員夜間配置加算13）		□	□	看護補助加算
□		急性期看護補助体制加算				（療養病棟入院基本料の注9）
□	■	25対1（看護補助者5割以上）		□	□	看護職員夜間配置加算1
□		25対1（看護補助者5割未満）		□	□	12対1 配置加算1
□		50対1		□	□	12対1 配置加算2
□		75対1		□	□	16対1 配置加算1
□		夜間30対1		□	□	16対1 配置加算2
□		夜間50対1		□	□	看護補助加算1
□		夜間100対1		□	□	看護補助加算2
□		看護職員夜間配置加算		□	□	看護補助加算3
□		看護職員配置加算		□	□	夜間75対1看護補助加算
□		（地域包括ケア病棟入院料の注3）		□	□	看護補助者夜間配置加算
□		看護補助者配置加算				（精神科入院基本料の注5）
□		（地域包括ケア病棟入院料の注4）		□	□	看護職員夜間配置加算
□		看護職員夜間配置加算				（精神科急性期治療病棟入院料の注5）
□		（地域包括ケア病棟入院料の注4）		□	□	認知症夜間対応加算

（※）届出の際には、届出前1ヶ月間の日々の入院患者数により看護職員の配置及び看護要員の配置状況が分かる書類を添付する必要があります

3. 入院患者の数及び看護要員の数

① 1日平均入院患者数（A）※小数点以下切り捨て	369 人	（算出期間）2019 年 4 月 1 日 ～ 2020 年 3 月 31 日
② 1日平均看護配置数（必要数）※小数点第2位以下切り捨て	217.0 人（入本補足）（C=B÷8）	【月延べ勤務時間数】（1月平均の延べ勤務時間数）
（参考）1日看護職員配置数（必要数）※小数点以下切り上げ	159 人（基準値の数×3）	※（1日平均看護配置数を基とした月延べ勤務時間数）
③ 看護職員中の看護師の比率	100.0 %	看護職員の内訳 月延べ勤務時間数　53279.30　時間　実績値
月平均1日当たり看護職員配置数のうちの看護師数（1日看護職員配置数）	看護師　213.6 人	看護師　月延べ勤務時間数　52979.30　時間
（参考）月平均1日当たり看護師数（1日配置数）		准看護師　月延べ勤務時間数　660.30　時間
④ 平均在院日数（16日間）	12 日	看護補助者　月延べ勤務時間数　6072.18　時間
⑤ 夜勤時間帯（16時間）	17 時 00 分 ～ 9 時 00 分	（算出期間）2020 年 1 月 1 日 ～ 2020 年 3 月 31 日
⑥ 月平均夜勤時間数 ※小数点以下切り捨て	67.9 時間	（参考）看護補助者（みなしは除く）の月

平均夜勤時間数　28.3 時間
（看護補助加算の届出を行う場合のみ。月延べ勤務時間数÷16）
（月看護補助者の夜勤時間数÷16÷看護補助者の夜勤従事者数）

表2　様式9の勤務実績表

（参考）看護補助者配置数（必要数）
※小数点以下切り上げ

⑨月平均1日当たり看護補助者夜間配置数※小数点第2位以下切り捨て
≪看護補助加算（A106 障害者施設等入院基本料の注9）、A207-3 夜間急性期看護補助体制加算、
A214 夜間75対1看護補助加算を届け出る場合に記載≫
（参考）夜間看護補助者配置数（必要数）※小数点以下切り上げ

⑩月平均1日当たりの主として事務的業務を行う看護補助者配置数
※小数点第3位以下切り捨て
（参考）主として事務的業務を行う看護補助者配置数（上限）
※小数点第3位以下切り捨て

| 2020 | 年 | 3 | 月 |　　　　　　　　※今月の稼働日数

4．勤務実績表
〈看護職員表〉

種別	番号	病棟名	氏名	雇用・勤務形態				看護補助者の業務	夜勤の有無			夜勤従事者数への計上	
				常勤	短時間	非常勤	他部署業務		有	無	夜専	夜勤従事者	
看護師	1	東2階病棟			0	0	0		0	1	0	0.00	病棟日勤
													病棟夜勤
													総夜勤
看護師	2	東2階病棟		1	0	0	0		0	1	0	0.00	病棟日勤
													病棟夜勤
													総夜勤
看護師	3	東2階病棟		1	0	0	0		1	0	0	1.00	病棟日勤
													病棟夜勤
													総夜勤
看護師	4	東2階病棟		1	0	0	0		1	0	0	1.00	病棟日勤
													病棟夜勤
													総夜勤
看護師	5	東2階病棟		1	0	0	0		1	0	0	1.00	病棟日勤
													病棟夜勤
													総夜勤
看護師	6	東2階病棟		0	0	0	0		1	0	0	1.00	病棟日勤
													病棟夜勤
													総夜勤
看護師	7	東2階病棟		1	0	0	0		1	0	0	1.00	病棟日勤
													病棟夜勤
													総夜勤
看護師	8	東2階病棟		1	0	0	0		1	0	0	1.00	病棟日勤
													病棟夜勤
													総夜勤
看護師	9	東2階病棟		1	0	0	0		1	0	0	1.00	病棟日勤
													病棟夜勤
													総夜勤
看護師	10	東2階病棟		1	0	0	0		1	0	0	1.00	病棟日勤
													病棟夜勤
													総夜勤
看護師	11	東2階病棟		1	0	0	0		1	0	0	1.00	病棟日勤
													病棟夜勤
													総夜勤
看護師	12	東2階病棟		0	0	0	0		1	0	0	1.00	病棟日勤
													病棟夜勤
													総夜勤

45 人(基準値)	〔(A/配置区分の数)×3〕	
1.6 人(実績値)	「月延べ勤務時間数」 **832.83** 時間(実績値)	
	※「1日夜間看護補助者配置数」を満たす「月延べ夜勤時間数」 時間(基準値)	
人(基準値)	〔(A/配置区分の数)〕	
0.00 人(実績値)	〔F/(日数×8)〕	
5.53 人(基準値)	〔(A/200)×3〕	
31 日		

日付別の勤務時間数

1日 日曜	2日 月曜	3日 火曜	4日 水曜	5日 木曜	6日 金曜	7日 土曜	8日 日曜	9日 月曜	10日 火曜	11日 水曜	12日 木曜	13日 金曜	14日 土曜	15日 日曜	16日 月曜	17日 火曜	18日 水曜	19日 木曜	20日 金曜	21日 土曜	22日 日曜	23日 月曜	24日 火曜	25日 水曜	26日 木曜	27日 金曜	28日 土曜	29日 日曜	30日 月曜	31日 火曜	月延べ勤務時間数	再掲 月平均夜勤時間開始の計算に生じない者の夜勤時間数	看護師	看護補助者
8.00	8.00	8.00	8.00	8.00	8.00		8.00	8.00		8.00	8.00			8.00	8.00	8.00	8.00		8.00			8.00			8.00	8.00			8.00	8.00	152.00		152.00	0.00
0.33	0.33	0.33	0.33	0.33	0.33		0.33	0.33		0.33	0.33			0.33	0.33	0.33	0.33		0.33			0.33			0.33				0.33	0.33	6.27	6.27	8.27	0.00
0.33	0.33	0.33	0.33	0.33	0.33		0.33	0.33		0.33	0.33			0.33	0.33	0.33	0.33		0.33			0.33			0.33				0.33	0.33	6.27		8.27	0.00
8.00				8.00	8.00		8.00	8.00	8.00				8.00			8.00	8.00	8.00	8.00				8.00	8.00			8.00	8.00	136.00		136.00	0.00
0.33				0.33	0.33		0.33	0.33	8.00				8.00			0.33	0.33	0.33	0.33				0.33	0.33			0.33	0.33	5.61	5.61	5.61	0.00
0.33				0.33	0.33		0.33	0.33					0.33			0.33	0.33	0.33	0.33				0.33	0.33			0.33	0.33	5.61		5.61	0.00
	8.00	8.00	8.00	7.75	7.75			8.00	7.75	7.75	0.42			8.00	8.00	0.42			8.00	0.42			8.00	8.00			8.00	112.26		112.26	0.00
8.75	0.33	0.33	0.33	0.33	0.33		8.75	0.33	0.33	0.33	8.75			0.33	0.33	7.00	7.00		0.33	7.00			0.33	0.33			0.33	60.62	0.00	60.62	0.00
8.75	0.33	0.33	0.33	0.33	0.33		8.75	0.33	0.33	0.33	8.75			0.33	0.33	7.00	7.00		0.33	7.00			0.33	0.33			0.33	60.62		60.62	0.00
		8.00	8.00	0.42		8.00	7.75	8.00	0.42			8.00	8.00	0.42			8.00	7.75	8.00		8.00	7.75	8.00	0.42	104.68		104.68	0.00
		0.33	0.33	7.00	8.75	0.33	0.33	0.33	7.00	8.75		0.33	0.33	7.00	8.75		0.33	0.33	0.33		0.33	0.33	7.00	8.75	67.54	0.00	67.54	0.00
		0.33	0.33	7.00	8.75	0.33	0.33	0.33	7.00	8.75		0.33	0.33	7.00	8.75		0.33	0.33	0.33		0.33	0.33	7.00	8.75	67.54		67.54	0.00
	8.00	8.00	8.00		0.42				8.00	8.00	0.42			8.00	8.00	0.42		8.00	8.00	0.42			8.00	0.33	105.68		105.68	0.00
	0.33	0.33	0.33		0.33	7.00	9.00		0.33	0.33	7.00	0.33		0.33	0.33	7.00	9.00	0.33	0.33	7.00	9.00		0.33	0.33	66.29	0.00	66.29	0.00
	0.33	0.33	0.33		0.33	7.00	9.00		0.33	0.33	7.00	0.33		0.33	0.33	7.00	9.00	0.33	0.33	7.00	9.00		0.33	0.33	66.29		66.29	0.00
0.42			7.08	7.08	7.08	0.42			7.08	7.08	7.08		7.08			7.08	0.42		7.08	7.08	0.42		7.08	7.08	66.64		66.64	0.00
7.00	9.00		0.25	0.25	0.25	0.42		0.25	7.00	0.25	0.25		0.25	7.00	9.00		0.25	7.00	0.25	0.25	0.25		0.25	0.25	66.75	0.00	66.75	0.00
7.00	9.00		0.25	0.25	0.25	8.75		0.25	0.25	0.25	0.25		0.25	7.00	9.00		0.25	7.00	0.25	0.25	0.25		0.25	0.25	66.75		66.75	0.00
8.00			8.00	8.00	8.00			8.00	0.42			8.00	0.42			8.00	0.42		8.00	7.75	7.75	7.75		8.00	0.42	97.35		97.35	0.00
0.33	7.00	9.00		0.33	0.33			0.33	7.00	9.00		0.33	7.00	8.75		0.33	7.00	9.00		0.33	0.33	0.33		0.33	7.00	74.71	0.00	74.71	0.00
0.33	7.00	9.00		0.33	0.33			0.33	7.00	9.00		0.33	7.00	8.75		0.33	7.00	9.00		0.33	0.33	0.33		0.33	7.00	74.71		74.71	0.00
	7.08	7.08	0.42			7.08	0.42			7.08	7.08	7.08	0.42		7.08			7.08	7.08	7.08			7.08	0.42	100.38		100.38	0.00
9.00	0.25	0.25	7.00	9.00		0.25	7.00	9.00		0.25	0.25	0.25	7.00	9.00	0.25			0.25	0.25	0.25			0.25	7.00	60.25	0.00	60.25	0.00
9.00	0.25	0.25	7.00	9.00		0.25	7.00	9.00		0.25	0.25	0.25	7.00	9.00	0.25			0.25	0.25	0.25			0.25	7.00	60.25		60.25	0.00
8.00				8.00	0.42		8.00	8.00	8.00		8.00	7.75	7.75			8.00	8.00			8.00			7.75	7.75	96.93		96.93	0.00
0.33			0.33	7.00	9.00		0.33	0.33	0.33		0.33	7.00	8.75			0.33	0.33	7.00	9.00			0.33	7.00	8.75	67.46	0.00	67.46	0.00
0.33			0.33	7.00	9.00		0.33	0.33	0.33		0.33	7.00	8.75			0.33	0.33	7.00	9.00			0.33	7.00	8.75	67.46		67.46	0.00
	8.00	0.42		8.00	8.00		8.00	8.00	7.75			8.00	7.75	7.75		8.00	0.42		8.00	8.00	0.42			8.00	96.93		96.93	0.00
	0.33	7.00	8.75		0.33	0.33	7.00	9.00			0.33	0.33	0.33		0.33	7.00	8.75		0.33	0.33	7.00	9.00		0.33	67.46	0.00	67.46	0.00
	0.33	7.00	8.75		0.33	0.33	7.00	9.00			0.33	0.33	0.33		0.33	7.00	8.75		0.33	0.33	7.00	9.00		0.33	67.46		67.46	0.00
7.75	8.00	0.42			8.00	8.00	0.42		8.00	8.00	8.00			8.00	7.75	7.75		8.00	8.00	0.42			8.00	0.42	96.93		96.93	0.00
0.33	7.00	8.75			0.33	0.33	8.75		0.33	0.33	0.33			0.33	0.33	7.00	8.75	0.33	0.33	7.00	9.00		0.33	0.33	67.21	0.00	67.21	0.00
0.33	7.00	8.75			0.33	0.33	8.75		0.33	0.33	0.33			0.33	0.33	7.00	8.75	0.33	0.33	7.00	9.00		0.33	0.33	67.21		67.21	0.00
	7.08	7.08	7.08	7.08	7.08		7.08	7.08		7.08	7.08	7.08		0.42			7.08	0.42		7.08	7.08	7.08		7.08	0.42	114.54		114.54	0.00
0.25	0.25	0.25	0.25	0.25		0.25	0.25	0.25		0.25	0.25	0.25	7.00	9.00		0.25	0.25	7.00	9.00		0.25	0.25	0.25		0.25	7.00	43.00	0.00	43.00	0.00
0.25	0.25	0.25	0.25	0.25		0.25	0.25	0.25		0.25	0.25	0.25	7.00	9.00		0.25	0.25	7.00	9.00		0.25	0.25	0.25		0.25	7.00	43.00		43.00	0.00

病棟日勤、病棟夜勤と総夜勤とは

　4．勤務実績表（表2）は看護職員表であり、一人ひとりの看護師の勤務実績である。看護職員ごとに病棟日勤、病棟夜勤、総夜勤時間のほか、月延べ勤務時間、月平均夜勤時間数に含まない者の夜勤時間数を記入しなければならない。

　看護師番号1の列を横にみてほしい。病棟名、氏名、雇用・勤務形態、夜勤の有無などがあり、病棟日勤、病棟夜勤、総夜勤を記入する3段のボックスがある。1段目の「病棟日勤」は日勤帯で病棟で勤務した時間数、2段目の「病棟夜勤」は夜勤帯に病棟で勤務した時間数、3段目の「総夜勤」は夜勤帯に病院内で勤務した時間数のことである。

夜勤帯、夜勤時間の16時間枠ルールとは

①夜勤時間帯の設定については、まず16時間枠のルールがある。22時から翌日5時までの連続する7時間を含んでいれば、病院は自由に設定できる。一般、療養、結核、精神病棟などを有している場合は、それぞれ別々の時間帯を設定してもよい。当院は、17時から翌日9時までの16時間を設定している。

②夜勤時間帯の始まりは、実際の夜勤入りの時間と同じでなくてよいことになっている。

③実際の夜勤の終わりは、夜勤時間帯が終わる時間と同じにしなくてもよいことになっている。

　夜勤時間数とは、看護職員が16時間枠に勤務した時間すべての合算である。様式9の夜勤時間の意味するものは、自院の看護職員のシフトによる日勤勤務時間や夜勤時間とは関係がない。要するに、日勤で16時間枠に食い込む時間数は、夜勤時間としてカウントすることとなる。

　また、師長などの幹部の管理夜勤、病棟夜勤における救急外来などへの支援時間数も合算する必要がある。日勤者および夜勤者の早番シフ

図1 病棟日勤と病棟夜勤の実際のケース

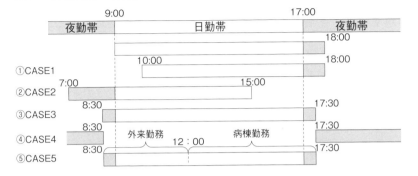

ト、遅番シフト等も、16時間枠にかかる時間は夜勤時間としてカウント
することとなる。

　上記で述べたいろいろなケースについて、分かりやすく図1に示した
病棟日勤と病棟夜勤の実際のケースを用いて説明しよう。

（CASE 1）遅番シフトの病棟看護師の病棟勤務開始は10：00で、病棟勤
　　　　　務終了を18：00とすると、病棟日勤は7時間、病棟夜勤は1
　　　　　時間となる。

（CASE 2）早番シフトの病棟看護師は、業務開始が7：00で、業務終了
　　　　　が15：00であるため、病棟日勤は6時間、病棟夜勤は2時間
　　　　　となる。

（CASE 3）病棟看護師は日勤の業務開始が8：30で、勤務終了が17：30
　　　　　である。この場合、病棟日勤は8時間、病棟夜勤は夜勤帯に
　　　　　入る0.5時間が2つあるので、0.5＋0.5＝1時間となる。

（CASE 4）病棟看護師の夜間勤務の場合について考える。
　　　　　夜勤の開始が17：30で、翌日の朝8：30が明けとすると、24
　　　　　時を境として、前日と翌日の両日のカウントとなるので、夜
　　　　　勤入りした日の病棟夜勤は6.5時間、その翌日の病棟夜勤は8.5
　　　　　時間となる。
　　　　　様式9の個人欄の記入方法を示したが、この看護師の場合、

夜勤入りした日は総夜勤も6.5時間、明けの翌日も8.5時間となる。したがって、病棟勤務だけの看護師の場合、病棟勤務時間と総夜勤時間は同じ時間数となる。

（CASE 5）病棟看護師の場合、8：30から12：00までは病棟以外の外来勤務の手伝いに回され、午後から病棟勤務となった。この場合、病棟夜勤は0.5時間、総夜勤は1時間となる。

勤務時間からの除外項目

遅刻や早退があった場合、それに該当する時間数を、決められたシフトの勤務時間数から減らさなくてはならない。特に、研修や会議の時間に注意したい。病棟業務を離れて院内で行われる研修や会議に参加した時間は、原則として勤務時間から減算しなくてはならない。

ただし、施設基準の算定要件である院内感染防止対策、医療安全管理体制、褥瘡対策等に関する委員会の時間は減算しなくてもよい。

月平均夜勤時間数72時間ルールとは

入院基本料の施設基準維持のためには、看護職員の月平均夜勤時間数を72時間以下に管理しなくてはならないというルールがある。計算式は以下のとおり。

月平均夜勤時間数＝月延べ夜勤時間数／夜勤従事者数（夜勤ありの職員数）

この計算式の分子の月延べ夜勤時間数とは、看護職員が16時間枠に勤務した時間すべての総計である。一方、分母の夜勤従事者数とは、当該病棟で16時間を超えて夜勤をした看護職員のことである。

一般の病院では病気などによる休み、退職者等による実働としての看護職員の減少は常日頃から心配の種である。また、3月や4月は退職者、新規採用者などの出入りが激しいため看護職員の増減があり、月平均夜

勤時間数を72時間以下に維持するように、常にチェックすることを心掛けたい。

　「3か月を超えない1割以内の変動の場合には、変更届に該当しない」という特例がある。ここでいう1割以内とは、72時間×1割＝7.2時間である。すると、1割以内の夜勤時間数は72時間＋7.2時間＝79.2時間となる。

　この解釈は79時間を4か月連続してはいけないということである。すなわち、連続3か月79時間になっても4か月目に72時間以下になれば、施設基準は維持されていることになる。しかし、万が一クリアできない時は病院収益に大きく影響するため、様式9で病棟の実態を日頃から把握しておく必要がある。

　当院のデータ（2019年4月1日から2020年3月31日の1年間）で計算してみると（表3）、分子に当たる月延べ夜勤時間数は19,919.71時間、分母に当たる夜勤従事者数（夜勤ありの職員数）は293人であるため、月平均夜勤時間数は67.9時間（19,919.71時間÷293人）となり、72時間以下をクリアしている。

　看護職員の減少、夜勤時間の増加など日々こまめにチェックし、現時点での看護職員の勤務変更、配置替えを行うことが肝要である。この業務は各病棟師長が責任を持って行わなくてはならないが、看護配置は日々変化しているためIT化等システム化できない作業であり、唯一、看護師長がシートに手書きで作業をしなくてはならないものである。

表3　様式9における月平均夜勤時間数などの算出方法

計		常勤	短時間	非常勤	他部署業務	その他の事情	有	無	夜専	夜勤従事者等		病棟日勤	193.00	193.75	193.50	197.92
		3	0	34	0	0	29	8	2	28.00		病棟夜勤	25.00	27.00	27.00	27.42
												総夜勤	25.00	27.08	27.00	27.42

夜勤従事者数(夜勤ありの職員数)〔B〕	293.00	月延べ勤務時間数〔C〕 (上段と中段の計)	
月延べ夜勤時間数　〔D−E〕	19919.71	月延べ夜勤時間数〔D〕 (中段の計)	
(再掲)　主として事務的業務を行う看護補助者の月延べ勤務時間数の計〔F〕			
1日看護配置数(必要数) 〔(A／配置区分の数)×3〕	159	月平均1日当たり看護配置数 〔C／(日数×8)〕	
主として事務的業務を行う看護補助者配置数(上限) 〔(A／200)×3〕	5.53	月平均1日当たりの主として事務的 業務を行う看護補助者配置数　〔F／(日数×8)〕	

注1)　1日看護配置数　≦　月平均1日当り看護配置数
注2)　主として事務的業務を行う看護補助者配置数　≧　月平均1日当りの主として事務的業務を行う看護補助者配置数

〔急性期看護補助体制加算・看護補助加算等を届け出る場合の看護補助者の算出方法〕

看護補助者のみの月延べ勤務時間数の計〔G〕	
みなし看護補助者の月延べ勤務時間数の計〔H〕	〔C〕-〔1日看護配置数×8×日数〕
看護補助者のみの月延べ夜勤時間数の計〔I〕	看護補助者(みなしを除く)のみの〔D〕
1日看護補助配置数(必要数)　〔J〕	〔(A／配置区分の数)×3〕
月平均1日当たり看護補助者配置数(みなし看護補助者含む)	〔(G+H)／(日数×8)〕
月平均1日当たり看護補助者配置数(みなし看護補助者除く)　〔K〕	〔G／(日数×8)〕
夜間看護補助配置数(必要数)	〔A／配置区分の数〕
月平均1日当たり夜間看護補助者配置数	〔I／(日数×16)〕
看護補助者(みなし看護補助者を含む)の最小必要数に対する看護補助者(みなし 看護補助者を除く)の割合(%)	〔(K／J)×100〕

〔看護職員配置加算(地域包括ケア病棟入院料の注3)を届け出る場合の看護職員数の算出方法〕

1日看護職員配置数(必要数)〔L〕	〔(A／13)×3〕
月平均1日当たり看護職員配置数	〔C／(日数×8(時間))〕
月平均1日当たり当該入院料の施設基準の最小必要人数以上の看護職員配置数	〔{C-(L×日数×8(時間))}／(日数×8(時間))〕

232.83	187.50	146.82	118.50	191.25	196.00	198.17	191.50	202.42	118.83	118.50	183.67	203.00	176.75	199.25	126.25	167.42	132.92	191.50	183.75	193.50	206.92	179.25	126.25	103.00	184.67	196.75	5239.35	
27.50	27.33	28.50	25.50	27.25	27.50	27.67	27.33	27.92	25.50	25.50	27.17	27.83	26.75	27.58	25.75	26.92	25.42	27.33	27.08	27.92	27.08	25.75	25.00	27.17	29.08		832.83	39.50
27.50	27.33	28.50	25.50	27.50	27.87	37.33	27.92	25.50	25.50	27.17	27.83	26.75	27.58	25.75	26.92	25.42	27.33	27.08	27.00	27.92	27.08	25.75	25.00	27.17	29.08		832.83	

53840.10	
20067.78	月平均夜勤時間数の計算に含まない者の夜勤時間数〔E〕 148.07
0.00	
217.0	
0.00	

6072.18	
14408.10	
832.83	
45	（基準値）
82.5	（実績値）
24.4	
	（基準値）
1.6	（実績値）
54.2%	（実績値）

159	（基準値）
217.0	（実績値）
58.0	（実績値）

4 療養環境加算

　当院の一般病棟は全室個室であり、2011年の全面移転を機に、療養環境加算を取得した。そして、当院が目指してきた総合入院体制加算、地域医療支援病院、がん診療連携拠点病院の指定を取得した。取得に向けての取り組みや取得後の対応（いわゆるモニタリング）について、施設基準の観点から当院での取り組みを述べたい。

　療養環境加算とは、1床当たり平均床面積が8㎡以上である病室に入院している患者について、入院1日につき25点を入院基本料等の所定点数に加算できるものである。

　今、多くの病院が新築や増築、改修などを考えていると思われるが、一般病棟における1床当たりの床面積は定められており、当該加算の対象になっていることを病院長としてご存じだろうか。いざ、病棟内を改修したり新病棟を開設した時、1床当たりの面積を算出すると、当初の値と違っていたということがしばしばある。改修後、療養環境加算として届け出ても却下されることがあるので、注意して事前に十分検討して改修等に当たってほしい。

　医療法では、1床当たりの床面積は一般病床6.4㎡以上と定められているが、診療報酬では1床当たりの平均床面積が8㎡以上であれば、療養環境加算を算定できる。

　ただし、医科点数表の解釈によると、特別の療養環境の提供に係る病床または特定入院料を算定している病床もしくは病室については当該加算の対象にならない。さらに、医師ならびに看護師、准看護師および看護補助者の人数が医療法の定める基準を満たしていない病院も当該加算は算定できない。

　施設基準では、基本的に病棟単位で算定しなければならない。病室に

図1　病棟レイアウトの一例

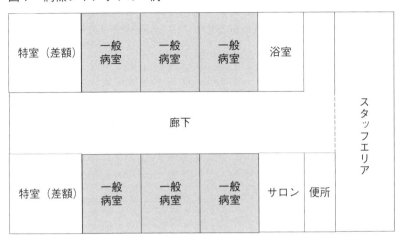

特室（差額）	一般病室	一般病室	一般病室	浴室	
廊下					スタッフエリア
特室（差額）	一般病室	一般病室	一般病室	サロン	便所

係る病床の床面積は、1床当たり8㎡以上であることが求められている。ただし、病棟内に6.4㎡未満の病室を有する場合は、病棟内の他の8㎡以上の病室も療養加算は算定できない。計算式を以下に示す。

当該病棟の該当病室面積÷該当病床数

　この式の分子に当たる「当該病棟の該当病室面積」とは、1病床当たりの床面積であり、医療法上の許可等を受けた病床に係る病室である。
　療養環境加算における面積を算出する際、面積に入る区域と除外区域を事前に理解しておかなければならないため、一例として病棟のレイアウトを用いて説明する（図1）。
　含まれる区域は図1のアミ掛けの部分で、1床当たり平均床面積が8㎡以上の病室である。病室内にある浴室、便所、洗面所等は面積の算入対象となる。一方、含まれない区域はアミの掛かっていない部分で、当該病棟内にあり、当該病室の外にある浴室や便所、廊下等はその面積から除外される。また、差額を徴収している特別病室も除外される。
　当院の実際の療養環境加算の施設基準に係る届出書添付書類（様式22）を表1に示す。東8病棟35床のうち、一般病棟（7対1）における

表1　足利赤十字病院の療養環境加算の施設基準に係る届出書添付書類

様式22

療養環境加算の施設基準に係る届出書添付書類

届出事項	病　棟　数	病　床　数
届出に係る病棟	東8病棟 （病棟の種別：一般病棟（7：1））	17床
病院の全病棟	17病棟 病棟の種別 一般病棟（7：1）精神病棟（10：1） 特定入院料 （救1・回2・小入3・ハイケア1・緩）	555床
届出に係る病棟の概要	病室の総床面積	1床当たり病床面積
	218.55㎡	12.86㎡
医　師　の　数	（1）現員数 （2）医療法における標準の医師の数	130名 53名
看護師及び准看護師の数	（1）現員数 （2）医療法における標準の看護師及び准看護師の数	593名 204名
看護補助者の数	（1）現員数 （2）医療法における標準の看護補助者の数	55名 2名

［記載上の注意］
1　医師、看護師・准看護師及び看護補助者の現員数は届出時の数を記入すること。
2　保険医療機関の配置図及び平面図（当該加算を算定する病棟の面積等がわかるもの）を添付すること。

療養環境加算を適用する17床についての届出である。届出に際しては、「届出に係る病棟」、「病院の全病棟」、「届出に係る病棟の概要」、「医師の数」、「看護師及び准看護師の数」、「看護補助者の数」が求められている。当院の病室の総床面積は218.55㎡で、その値を療養環境加算として届け出た17床で除すると、1床当たり12.86㎡となる。

　図2のレイアウトは、8階の東病棟と西病棟を図示したもので、右側

図2　東8階病棟のレイアウト

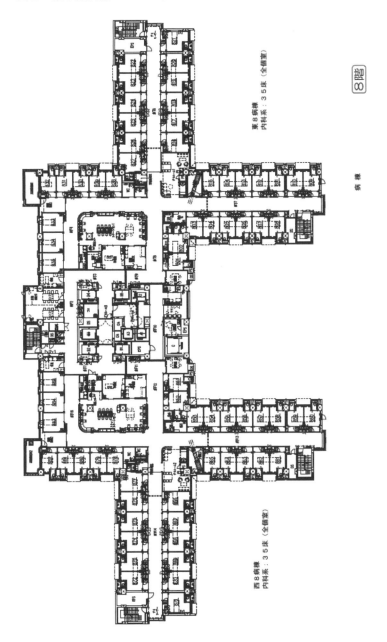

表2 東8階病棟病室一覧表

病室	室名又は室番号	病床種別	病床数	室面積	患者1人当たりの室面積	外気開放面積	採光面積
				東8階病棟			
	801	一般	1床	12.47㎡	12.47㎡	0.18㎡	2.64㎡
	802	一般	1床	13.79㎡	13.79㎡	0.18㎡	2.64㎡
	803	一般	1床	13.39㎡	13.39㎡	0.18㎡	2.64㎡
	804	一般	1床	12.60㎡	12.60㎡	0.18㎡	2.64㎡
	805	一般	1床	12.60㎡	12.60㎡	0.18㎡	2.64㎡
	806	一般	1床	12.60㎡	12.60㎡	0.18㎡	2.64㎡
有料個室	807	一般	1床	12.60㎡	12.60㎡	0.18㎡	2.64㎡
有料個室	808	一般	1床	12.38㎡	12.38㎡	0.18㎡	2.64㎡
有料個室	809	一般	1床	12.51㎡	12.51㎡	0.32㎡	2.64㎡
有料個室	810	一般	1床	12.68㎡	12.68㎡	0.18㎡	2.64㎡
有料個室	811	一般	1床	12.38㎡	12.38㎡	0.18㎡	2.64㎡
有料個室	812	一般	1床	12.60㎡	12.60㎡	0.18㎡	2.64㎡
	813	一般	1床	12.60㎡	12.60㎡	0.18㎡	2.64㎡
	814	一般	1床	12.60㎡	12.60㎡	0.18㎡	2.64㎡
	815	一般	1床	12.60㎡	12.60㎡	0.18㎡	2.64㎡
有料個室	816	一般	1床	16.37㎡	16.37㎡	0.18㎡	3.24㎡
有料個室	817	一般	1床	16.37㎡	16.37㎡	0.18㎡	3.24㎡
有料個室	818	一般	1床	16.37㎡	16.37㎡	0.18㎡	3.24㎡
有料個室	819	一般	1床	16.37㎡	16.37㎡	0.18㎡	3.24㎡
有料個室	820	一般	1床	13.06㎡	13.06㎡	0.18㎡	3.24㎡
有料個室	821	一般	1床	16.60㎡	16.60㎡	0.18㎡	4.44㎡
有料個室	822	一般	1床	15.90㎡	15.90㎡	0.18㎡	3.24㎡
有料個室	823	一般	1床	16.37㎡	16.37㎡	0.18㎡	3.24㎡
有料個室	824	一般	1床	16.37㎡	16.37㎡	0.18㎡	3.24㎡
有料個室	825	一般	1床	16.37㎡	16.37㎡	0.18㎡	3.24㎡
有料個室	826	一般	1床	16.37㎡	16.37㎡	0.18㎡	3.24㎡
有料個室	827	一般	1床	16.55㎡	16.55㎡	0.18㎡	3.24㎡
	828	一般	1床	12.60㎡	12.60㎡	0.18㎡	2.64㎡
	829	一般	1床	12.60㎡	12.60㎡	0.18㎡	2.64㎡
	830	一般	1床	12.60㎡	12.60㎡	0.18㎡	2.64㎡
	831	一般	1床	12.61㎡	12.61㎡	0.18㎡	2.64㎡
	832	一般	1床	11.89㎡	11.89㎡	0.18㎡	2.64㎡
	833	一般	1床	13.71㎡	13.71㎡	0.18㎡	3.04㎡
	834	一般	1床	13.55㎡	13.55㎡	0.18㎡	3.04㎡
	835	一般	1床	13.74㎡	13.74㎡	0.18㎡	3.04㎡
算定病床数（有料個室除く）			17床	218.55㎡	12.86㎡		

が東8階病棟である。表2は、東8階病棟の病室番号、病床種別、病床数、室面積、患者1人当たりの室面積、外気解放面積、彩光面積を示したものである。療養環境加算を届け出ている病室は、801号室〜806号室、813号室〜815号室、828号室〜835号室の17病室である。

 ## 算定の例

先に述べたように、病棟内に4人部屋があり、1床当たりの面積が6.4㎡未満となる場合、その病棟でそれ以外の病室が1床当たり8㎡以上であっても、療養環境加算は当該病棟内すべての病室で適用されない。そこで、病院経営の観点から病院全体の病床稼働率、稼働額を考えて、4人部屋を2人部屋に変更することもあり得る。そうすることで1床当たりの面積が8㎡以上になる場合があり、先の例ではその病棟すべての病室について療養環境加算が算定でき、医業収益はプラスとなる。

さらに考えてみよう。療養環境加算は1床当たり1日25点（250円）のため、14日間の入院で14日×250円＝3,500円の収入となる。2床で7,000円の収入となる。ならば、2床を特別療養環境室として差額ベッド代1,000円を設定してはどうだろうか。1床当たり14日間の入院として14,000円となり、2床で28,000円の収入増となる。

差額ベッド

まず、病院長ならびに病院幹部は、差額ベッドの運用について知っておいてほしい。療担には、差額ベッドとは「特別の療養環境の提供に係る病床」と記載があり、特別療養環境室とも呼ばれている。

保険診療で患者に費用徴収ができるのは、「一部負担金」と「食事療養標準負担額」である。差額ベッド代は選定療養費として患者に請求できる費用だが、患者の自由な選択により同意を得なくてはならない。つまり、患者が希望した場合に限り、差額ベッド代を請求できるシステム

になっている。病院が患者に働きかけて差額ベッド代の発生する病室に入院させたという解釈ではなく、あくまでも患者が自主的に差額ベッド代の発生する病室を希望したという経緯が求められている。その証しとして、同意書を取っている病院がある。

　当院では、予定入院の患者に対してPFM（Patient Flow Management 入院前から退院後までを一貫して支援するしくみ）で説明するとともに、事前に利用申込書を用いて有料個室の希望を確認し、入院当日に室料差額の同意書を頂いている。その際、特別療養環境室への入院を希望する患者に対して、病室案内のパンフレット（写真1）を用いて設備、構造、料金等についての説明を行っている。差額ベッドの基準として、次の4項目が求められている。

①1病室が4床以下であること
②病室の面積が1人当たり6.4㎡以上であること
③ベッドごとにプライバシーを確保するための設備（カーテン、衝立など）が求められている
④特別の療養環境として適切な設備を有すること

◆◆ 差額ベッド数

　病院における差額ベッド（特別療養環境室）の数は、設立主体ごとに病床数に対してその割合が定められている。国が開設する施設は2割、地方公共団体が開設する施設は3割、それ以外の施設は5割までとされており（図3）、差額ベッド数の割合の分母は次のように定められている。

　分母は総稼働病床数で、稼働病床数に対しての割合である。例えば、許可病床数150床の病院の場合、50床が休床で、現在100床が稼働病床数だとすると、差額ベッド数は現在の稼働病床数100床の5割となり、50床になる。

　診療報酬は診療行為ごとに一律に設定されているが、差額ベッド代は

写真1　病室案内のパンフレット

病　室　案　内

室料　9,500円（税別）

設備　備品等

42型ＴＶ　冷蔵庫　シャワー
トイレ　洗面台
応接ソファー（ベッドチェア）
新聞（朝刊）

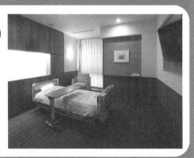

室料　6,000円（税別）

設備　備品等

19型ＴＶ　冷蔵庫　シャワー
トイレ　洗面台
応接ソファー（ベッドチェア）

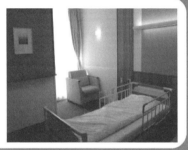

室料　2,500円（税別）

設備　備品等

19型ＴＶ　冷蔵庫

トイレ　洗面台

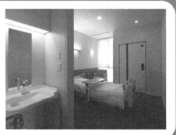

室料　無料

設備　備品等

19型ＴＶ（有料）
トイレ　洗面台
　※テレビについては別途プリペイドカードを
　　　　お求めください。

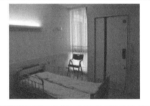

図３　日本における個室率の現状

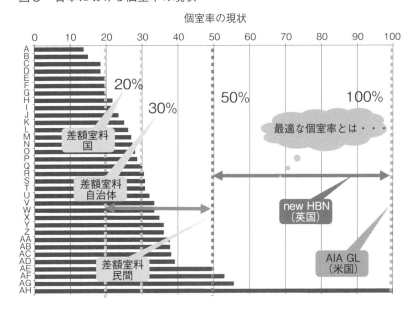

病院にとって数少ない利益増収策の一つであることは事実である。そこで少し考えてみよう。

　首都圏では地価も高いため、地方都市に比べると１床当たりの床面積が狭くても２倍以上の差額ベッド代が発生しているのも事実で、10万円から20万円という高額な病院がある。病院経営の使命は患者に質の高い医療を提供し、診療報酬に従って保険診療を行い、本業による医業収益を上げることであると私は考えている。

　そこで、当院の医業収益に対する差額ベッド代の占める比率を検討してみたい。2020年１月の医業収益の中で勘定科目の内訳と実績を示し、それぞれの総医業収益に対する比率を計算してみると、総医業収益は14億3,802万円、室料差額収益は3,393万円で、総医業収益の2.4％であった。

　また、PFMがどのように患者に説明しているのかなどの具体例や、差額ベッドの設置にあたってどのように価格を決めているかを述べたい。

　すべての入院患者とその家族はPFMにて入院手続きをする。説明の

際には写真1の病室案内を用い、第1希望から第3希望までを聞く。部屋数が一番多いのは室料6,000円の部屋だが、開院当初ほとんどの患者は新病院のことが分からず、無料個室から埋まっていった。しかし、その後、病院の様子を患者家族が知るようになり、平均在院日数も13日前後で、患者が事前に加入している民間保険でほぼカバーされるため、室料6,000円の部屋から埋まっていくようになった。

　この室料6,000円の部屋の広さは14㎡で、比較的広い空間に調度品もきちんと揃えてある。この種の部屋は都心部では10万〜20万円に相当する。無料個室を希望するものの満床の場合は入院後、まず室料2,500円あるいは6,000円の部屋に入ってもらい、無料個室が空いたら移動してもらうことになっている。しかし、一時的にも有料個室に入室した場合、療養環境が極めて良いため移動を希望しない患者が増えている。そのような状況を患者家族が理解するようになり、最近では有料個室を希望する患者も増えた。

　日本の病院のほとんどは、4人部屋が主である。今、新型コロナウイルスの院内感染が騒がれているが、4人部屋での院内感染をどのように防御するかという、いろいろな報道や専門家のコメントを見聞きする。

　当院のように全室個室の病院は極めて稀である。多床室を主体とする従来の日本の病院形態から全室個室病院への病室構成の変化が、病床管理や療養環境等にポジティブな良い影響を与えることが、当院で確実に検証され始めている。

　また、個室化によりプライバシーが保たれ、セキュリティーも向上し、患者家族に極めて好評である。今後、全室個室化について議論する際に療養環境としてのトータルベネフィットを考える時、新型コロナウイルスをはじめとする感染制御やプライバシー、セキュリティーの確保等、全室個室化のメリットは非常に高い。さらに陰圧室も10部屋あり、新型コロナウイルス感染症による透析患者や重症者の治療にあたっている。

総合入院体制加算１と禁煙の周知

　総合入院体制加算を届け出ている病院は地域で急性期医療を提供しており、特定機能病院や専門病院、地域包括ケア病棟を有する病院ではなく、いわゆる地域中核病院である。総合入院体制加算には１、２、３とあるが、当院は総合入院体制加算１を届け出ており、急性期医療を行う十分な体制を整備している。

　総合入院体制加算１に関する施設基準を以下に示す。

1）一般病棟入院基本料を算定する病棟を有する保険医療機関であること

2）内科、精神科、小児科、外科、整形外科、脳神経外科および産科または産婦人科を標榜し、当該診療科に係る入院医療を提供している保険医療機関であること

3）全身麻酔による手術件数が年800件以上であること

4）手術の定義として、ア．全身麻酔、イ．人工心肺を用いた手術、ウ．悪性腫瘍手術、エ．腹腔鏡下手術、オ．放射線治療（体外照射法）、カ．化学療法、キ．分娩

5）24時間の救急医療提供として、「救急医療対策事業実施要綱」に定める第３「救命救急センター」または第４「高度救命救急センター」を設置している保険医療機関であること

6）外来を縮小するに当たり、次の体制を確保していること

　　ア．病院の初診に係る選定療養費の届出を行っており、実費を徴収していること

　　イ．地域の他の保険医療機関との連携のもとに、診療情報提供料（Ｉ）の加算を算定する退院患者数および転帰が治癒であり通院の必要のない患者が直近１か月間の総退院患者数のうち

図1 総合入院体制加算1の実績

◆総合的かつ専門的急性期医療に対する評価
総合入院体制加算1　　　240点
総合入院体制加算2　　　180点　　一日につき・・・14日以内
総合入院体制加算3　　　120点

2015.1～2015.12

	基準値	実績値	現状
全身麻酔件数	800件/年	3,483件	○
人工心肺件数	40件/年	78件	○
悪性腫瘍件数	400件/年	629件	○
腹腔鏡下手術	100件/年	681件	○
放射線治療	4,000件/年	7,407件	○
化学療法	1,000件/年	1,136件	○
分娩件数	100件/年	467件	○

月額　約780万円　　年額　約9,400万円　　増収

　　　　4割以上であること
7）病院の医療従事者の負担の軽減および処遇の改善に資する体制を
　　整備していること
8）地域連携室を設置していること
9）画像診断および検査を24時間実施できる体制を確保していること
10）薬剤師が夜間当直を行うことにより、調剤を24時間実施できる体
　　制を確保していること
11）当該保険医療機関の敷地内における禁煙の取り扱いについて、次
　　の基準を満たしていること
　　　ア．敷地内が全面禁煙であること。敷地内禁煙を行っている旨を
　　　　保険医療機関内の見やすい場所に提示していること
　　　（イ．～オ．は略）
　総合入院体制加算1、2、3については、それぞれ1日につき240点、
180点、120点を入院14日以内に算定できる。
　総合入院体制加算1は、急性期医療を提供できる十分な実績を有して
いなくてはならない。図1は、当院の1年間（2015年1月から12月ま

で）に求められる基準値と実績値を示したものである。全身麻酔件数は
基準値800件／年であるところ3,483件で基準値を上回っている。人工心
肺件数78件（基準値40件／年）、悪性腫瘍件数629件（基準値400件／
年）、腹腔鏡下手術681件（基準値100件／年）、放射線治療7,407件（基
準値4,000件／年）、化学療法1,136件（基準値1,000件／年）、分娩件数467
件（基準値100件／年）で、これらはすべての項目で基準値を上回って
いる。収入は月額で約780万円、年額で約9,400万円の増収につながった。

　総合入院体制加算１の要件（６）は、外来の縮小に関するものであ
る。具体的に外来を縮小するに当たり、次の２つの要件が求められてい
る。

　アとして、初診に係る選定療養費の届出を行っており、実費を徴収し
ていること。さらにイでは、地域の他の保険医療機関との連携のもとに、
診療情報提供料（Ⅰ）の（注８）加算（退院後の治療計画、検査結果、
画像診断に係る画像情報等の必要な情報を添付すること）を算定する退
院患者数および転帰が治癒であり退院の必要のない患者数が直近１か月
の総退院患者数のうち４割以上であること。

　要するに、退院患者の４割以上に診療情報提供書とともに検査結果や
画像データを添付しなければならないということである。診療情報提供
書の添付率を上げるため、当院では医局会や管理会議などを介してその
必要性を説いている。また、地域の信頼を勝ちとるためには添付率を４
割以上にし、総合入院体制加算を取得する必要があるため、2012年から
2013年にかけて、地域医療支援病院維持のために紹介元への報告、逆紹
介の推進等を行い、紹介元への報告漏れをなくすように各診療科に指示
をし、そうすることで開業医からの新たな紹介患者が増えてくることを
説明し続けた。

　図２は、2012年１月からの退院患者に対する診療情報提供書の添付率
の推移を示したものである。右側のグラフに示したように、2012年１月
頃は１割前後であったが徐々に増加傾向となり、９月には2.35割、12月
からは2.5割を超えるようになり、2013年に入り2.7〜2.9割を推移するよ

図2　総合入院体制加算の添付率

地域の他医療機関と連携体制に基づく外来の縮小等の勤務医の負担軽減のための取組みを評価したもの

$$\frac{診療情報提供書（添付）}{退院患者} = 4割（施設基準要件）$$

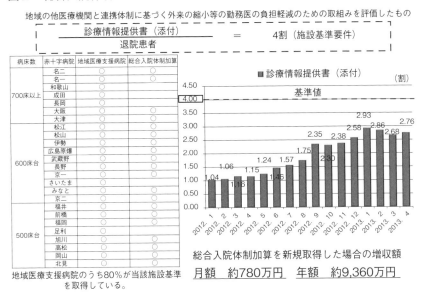

地域医療支援病院のうち80％が当該施設基準を取得している。

総合入院体制加算を新規取得した場合の増収額
月額　約780万円　　年額　約9,360万円

うになった。

　しかし、まだ4割には達しない状況で、地域医療支援病院は維持できたものの、総合入院体制加算の取得には至らなかった。病院経営のさらなる改善のために、総合入院体制加算の取得は当院にとって重要であるというキャンペーンを続け、2013年の後半に入って、ようやく添付率は4割を超えるようになった。

　図3は、2014年4月から2016年1月までの診療情報提供書の添付率の推移を示したものである。実績値は、いずれも基準値40％をクリアしている。

　その他、逆紹介の推進が重要なカギとなるが、紹介と逆紹介に関する施設基準については第1章7「紹介・逆紹介が関係する施設基準」で詳しく説明したい。

　総合入院体制加算の取得条件の要件（11）に、「敷地内全面禁煙」がある。ところが、総合入院体制加算1を取得した病院で、医師や看護師

図3　総合入院体制加算の添付率の推移

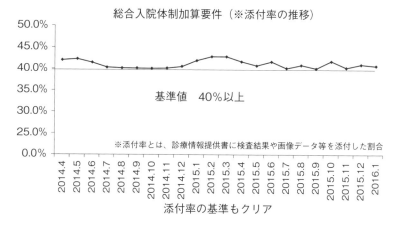

総合入院体制加算要件（※添付率の推移）

基準値　40％以上

※添付率とは、診療情報提供書に検査結果や画像データ等を添付した割合

添付率の基準もクリア

の敷地内での喫煙が発覚し、加算を返上せざるを得なくなった報道が新聞紙上を賑わした。

　そこで、当院では院内のあらゆる会議や管理会議、部長会議、医局会で周知し、敷地・建物内全面禁煙の図4-1のポスターを職員エリア、医局などに張って周知を促している。内容は、診療報酬改定において、当院が取得している総合入院体制加算1の要件の一つに新たに「敷地内全面禁煙」が加わったこと、そして万一、職員が敷地内や職員駐車場を含め喫煙していることが発見されると当該加算が取得できなくなり、約1億円の減収になることを伝えた。図4-2のポスターは、患者・家族・面会者に「敷地内全面禁煙」を周知し、協力してもらうためのものである。

図4-1　職員エリアの全面禁煙ポスター　　　　　図4-2　患者エリアの全面禁煙ポスター

図4-1

職員の皆様へ

平成28年4月1日より

**敷地・建物内
全面禁煙**

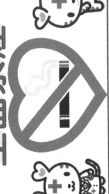

診療報酬改定において、総合入院体制加算1の取得条件に、新たに「敷地内全面禁煙」が加わりました。当該加算が取得できない場合、約1億円の減収となります。

収益確保と職員の健康増進を目的に、敷地内全面禁煙とし、喫煙所を撤去致します。ご理解とご協力をお願いいたします。院　長

図4-2

平成28年4月1日より

**敷地・建物内
全面禁煙**

厚生労働省の政策により、敷地内全面禁煙となります。
ついては、平成28年4月1日より喫煙所を撤去いたします。
ご理解とご協力をお願いいたします。
院　長

❻ 急性期一般入院基本料と 急性期看護補助体制加算

　当院は、急性期看護補助体制加算（25対１看護補助者５割以上）の届出をしており、2018年度改定で14日間210点（2020年度改定では240点）が算定できるようになった。その場合の人的配置要件を検討すると、以下のようになる。

（１）当該病棟において、１日に看護補助業務を行う看護補助者の数は、常時、当該病棟の入院患者の数が25またはその端数を増すごとに１に相当する数以上（みなし看護補助者を含む）である。

（２）当該加算の届出に必要な看護補助者の最小必要数の５割以上が看護補助者（みなし看護補助者を除く）である。

　（１）は、看護補助者１人について、患者25人をみてよいことになる。しかし計算上、患者25.1と「.1」の端数が出たとしたら、看護補助者の数は１人ではなく２人にしなくてはならない。

　みなし看護補助者とは、入院基本料で定める必要な数を超えて配置している看護職員のことである。

　図１は、当院の急性期看護補助体制加算と７対１入院基本料の看護配置の推移で、12病棟380床において、月次ごと（2018年４月～2018年11月）の推移を示したものである。これを見ると、基準値（◆）は159～161人とほぼ160人前後と一定しており、実績値（■）は200人前後を推移している。

　実績値から基準値を引いた値がみなし看護補助者の数を意味しているので、入院基本料で定める必要な数を超えて看護職員を配置していることになる。みなし看護補助者（▲）の月次推移を示したのが図２で、2018年４月以降、23人から22人前後を推移している。

　同様に、図２は急性期看護補助体制加算（25対１）における看護補助

図1 足利赤十字病院の急性期看護補助体制加算と７対１入院基本料の看護
配置の推移

みなし看護補助者とは、入院基本料で定める必要な数を超えて配置している
看護職員のこと

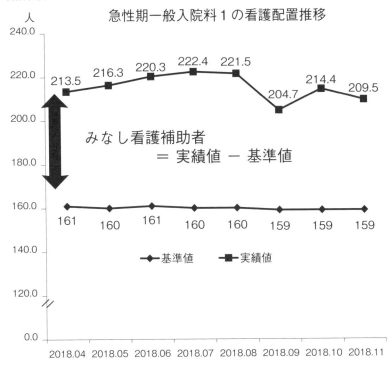

急性期一般入院料１の看護配置推移

25対1の基準は満たしてる

者の基準値と実績値の推移も示している。基準値（◆）は45人である。
一方、実績値（■）は2018年４月以降、多少の変動はあるものの75〜85
人前後を推移しており、明らかに25対１に求められる基準値を超えてい
る。
　次に、25対１看護補助者５割以上の基準（◆）について検討したもの
が図３である。図２の基準値45人の５割であるため、22.5人が基準値と
なる。みなし看護補助者を含まない看護補助者の実績値は、2018年９月

図2　足利赤十字病院の急性期看護補助体制加算とみなし看護補助者

みなし看護補助者とは、入院基本料で定める必要な数を超えて配置している
看護職員のこと

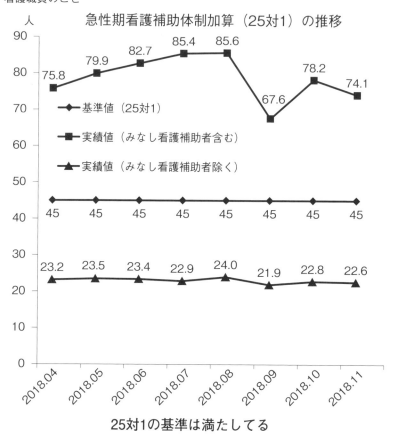

急性期看護補助体制加算（25対1）の推移

25対1の基準は満たしてる

は5割を下回り21.9となったが、全体を通して22〜24人と変動しながら
も、看護補助者5割以上の基準値をギリギリ満たしていることが分か
る。急性期看護補助体制加算（25対1看護補助者5割以上）を今後も維
持していくことで、月額約1,500万円の収益につながる。仮に看護補助
者5割未満に落ちた場合は、月額約140万円の減収となる。この基準を
クリアするかしないかにより、月額として約1,640万円の開きがあるこ

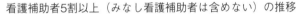

図3　足利赤十字病院の急性期看護補助体制加算における看護補助者５割以上の推移

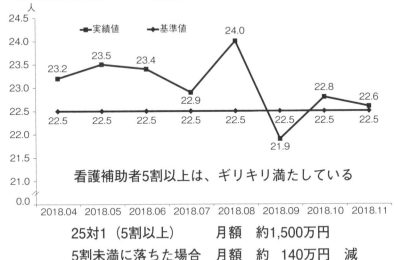

看護補助者5割以上（みなし看護補助者は含めない）の推移

25対1（5割以上）　　　月額　約1,500万円
5割未満に落ちた場合　　月額　約　140万円　減

　とを知っておくべきである。
　このように、７対１入院基本料と看護補助体制加算は連動しており、どの入院料、どの看護補助体制加算を取得するかについては、各病棟の事情も異なるので、その導入は慎重に検討してほしい。
　別のデータで検討してみよう。図４をみてほしい。急性期一般入院基本料と急性期看護補助体制加算の関係を示したものである。縦に入院料１〜５を示している。横に急性期看護補助体制加算を取った場合、25対１を取って５割以上、25対１を取って５割未満、50対１、75対１の５項目を示している。
　７対１入院基本料で、急性期看護補助体制加算を取らない場合は1,650点となる。一方、入院料２（10対１）にして看護師のみなし配置を行って急性期看護補助体制加算を取ったほうが25対１（５割未満）で1,839点、50対１で1,819点、75対１で1,779点となり、いずれも報酬が高くなる。

図4　急性期一般入院基本料と急性期看護補助体制加算

	基本料のみ（点）	25対1急性期看護補助体制加算（看護補助者5割以上）240点	25対1急性期看護補助体制加算（看護補助者5割未満）220点	50対1急性期看護補助体制加算 200点	75対1急性期看護補助体制加算 160点
急性期一般入院料1 7対1	1,650	1,890	1,870	1,850	1,810
急性期一般入院料2 10対1	1,619	1,859	1,839	1,819	1,779
急性期一般入院料3 10対1	1,545	1,785	1,765	1,745	1,705
急性期一般入院料4 10対1	1,440	1,680	1,660	1,640	1,600
急性期一般入院料5 10対1	1,429	1,669	1,649	1,629	1,589

急性期一般入院料1（7対1）で急性期看護補助体制加算を取らないよりも、基本料2（10対1）にして看護師をみなし配置を行って急性期看護補助体制加算を取ったほうが報酬は高くなる。

　したがって、看護師の人数が厳しい場合には、入院料1（7対1）の基本料のみで、急性期看護補助体制加算を取らないよりも、入院料2（10対1）にして急性期看護補助体制加算の取得を目指すことも、一案として考えてもよいのではないだろうか。

 ## 人的配置が関連する施設基準

　当院における人的配置のかかわる施設基準（抜粋）を示したものが図5であるが、ほとんどの施設基準で人的配置の条件が細かく記載されている。前項で述べた入院料1などの入院基本料と急性期看護補助体制加算（25対1看護補助者5割以上）のほかに、救命救急入院料等の特定入院料や医師事務作業補助体制加算、医療安全対策加算などがある。

図5　足利赤十字病院の人的配置が係わる施設基準

急性期一般入院基本料等の入院基本料
救命救急入院料等の特定入院料
急性期看護補助体制加算（25対1看護補助者5割以上）
看護職員夜間配置加算
医師事務作業補助体制加算
栄養サポートチーム等のチーム加算
医療安全対策加算
感染防止対策加算
病棟薬剤業務実施加算
検体検査管理加算Ⅳ
脳血管疾患等リハビリテーション等の各種リハビリテーション料
内視鏡手術用支援機器を用いる手術等

> **施設基準の大部分は、人的配置が要件**

急性期一般入院基本料の通則

　急性期一般入院基本料の各項目をみると、人的配置等に関連していろいろな基準が定められていることが分かる。

（1）入院診療計画の基準

　医師・看護師などの共同作業により作成された入院診療計画書は、当該患者が入院してから7日以内に患者に説明し交付しなくてはならない。

（2）院内感染防止対策の基準

　院内感染防止に関する委員会は、各部門から選出された委員から構成される院内感染対策委員会を月1回程度開催し、開催記録、そして議事録が保管されていなくてはならない。

（3）医療安全管理体制の基準

　医療安全管理の責任者などで構成される医療安全管理委員会を月に1回程度開催しなくてはならない。また、その議事録も保管されていなくてはならない。

（4）褥瘡対策の基準

　褥瘡対策に係る専任の医師および専任の看護職員から構成される褥瘡対策チームを編成し、褥瘡対策に係る定期的な委員会を開催しなくては

ならない。また定期的に病棟回診を行わなくてはならない。

（5）栄養管理体制の基準

　常勤の管理栄養士が医師、看護師と共に共同してあらかじめ栄養管理手順の作成を行わなくてはならない。

　このように、（1）～（5）の通知で定めた施設基準は、すべての入院料において必須要件となっている。

7 紹介・逆紹介が関係する施設基準

　国はかかりつけ医制度の促進を図り、地域包括ケアシステムを推進し、地域医療構想を実現しようとしている。地域においては、急性期病院で急性期治療が終了した後は医療機関の機能分化をさらに進めるために、地域の医療機関へ患者の逆紹介を推し進めようとしている。地域の医療機関との紹介・逆紹介を密に行い、シームレスで綿密な病診・病病連携が必要とされる時代になった。

　当院は、両毛医療圏80万人における唯一の救命救急センター（三次救急）を有する地域中核病院である。急性期治療後は、医療機関の機能分担に沿って、地域の医療機関へ逆紹介を行っている。現在、病診連携室を介して地域医療機関と患者中心のためのシームレスな連携を図り、514（医科医療機関331、歯科医療機関183）のクリニック・医療機関との間で患者情報の共有化を促進している。以上の内容も含め、当院のホームページで紹介・逆紹介を推進していることを地域住民、地域の医療機関・クリニックに周知している（図1）。

　そして、開業医からの紹介患者の急性期治療が終了しても、当院がその患者を抱えていない証しとして逆紹介を促進している。そうすることで地域の医療機関からさらなる信頼が得られ、また紹介や逆紹介をされた地域の医療機関は、入院を必要とする患者を当院へ紹介するという好循環が構築されている。

　紹介や逆紹介が関係する施設基準は、医師の理解と協力がなければ取得できないものが多い。医業は基本的には医師主導であるため、医師の協力は絶対的に不可欠である。私の経験でも、医師はロジックを持ってきちんと説明すれば、納得して動いてくれる。そして、病院は医師以外の看護師、事務職員らの協力とサポートが必要な多職種集団であること

図1　逆紹介を推進する足利赤十字病院のホームページ

　　当院は、両毛地域における唯一の第三次救急医療機関

　　急性期治療後は、地域の医療機関へと逆紹介を推進
　　（医療機関の機能分化）

　　地域の医療機関と密な連携が必要
　　（緊急紹介患者の受け入れなど）

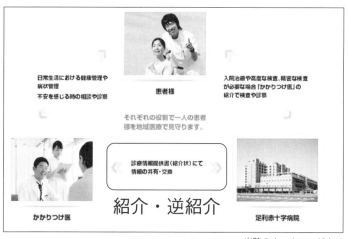

当院のホームページより

を院長をはじめ、病院幹部はまず理解したい。

◆◆ 1. 紹介・逆紹介による実績が要件である施設基準①

　表1は、地域医療支援病院入院診療加算（入院初日1,000点）の施設
基準を示したものである。紹介・逆紹介に関する要件が第1項目に示さ
れている。第1項目には次の3つの要件があり、いずれかに該当しなく
てはならない。①紹介率が80％以上であること、②紹介率65％以上かつ
逆紹介率が40％以上であること、③紹介率50％以上かつ逆紹介率が70％
以上であること。当院は②を取得している。

　施設基準のその他の要件では、共同利用の専用病床が5床以上確保さ
れていること、救命救急センターもしくは二次救急医療機関であるこ

表1　紹介・逆紹介による実績が要件である施設基準（地域医療支援病院入院診療加算）

地域医療支援病院入院診療加算　入院初日　1,000点

1　以下①〜③のどれかに該当
　　①紹介率が80％以上
　　②紹介率65％以上かつ逆紹介率が40％以上（当院該当）
　　③紹介率50％以上かつ逆紹介率が70％以上
2　共同利用の専用病床が5床以上確保されていること
3　救命救急センター　若しくは　二次救急医療機関
4　地域の医療従事者に対しての研修会を年間12回以上の実施（原則、毎月1回以上実施）
5　200床以上の病床を有する（知事が地域の医療の確保のために必要であると認めた場合は200床未満でも良い）
6　集中治療室、化学療法室、細菌室、病理検査室、病理解剖室、研究室、講義室、図書室、患者輸送用自動車、医薬品情報管理室を有する
7　診療並びに病院の管理及び運営に関する諸記録を備えること（過去2年間の病院日誌等）
8　診療並びに病院の管理及び運営に関する諸記録の管理に関する責任者および担当者を定め、諸記録を適切に分類して管理すること
9　諸記録を閲覧させること
10　地域の民生委員などを含めた委員会を四半期に1回程度は開催する
11　病院内に患者から相談に応じる体制を確保すること
12　居宅等における医療の提供の推進に関する支援を実施すること

と、地域の医療従事者に対しての研修会を年間12回以上実施していること等が示されている。これらは各病床の運用の条件、診療並びに病院の管理および運営に関する諸記録についてのこと、地域の民生委員などを含めた委員会が定期的に開催されていること、施設の体制として、患者からの相談に応じる体制の確保、居宅等における医療の提供の推進に関する支援を実施することなどが求められている。

　図2は、当院の紹介・逆紹介の実績について、2017年4月から2018年11月までの継時的な変化を示したものである。紹介率は60％台に落ちることが時々あるが、通年で70％以上であることが多い。また、逆紹介率についても通年で70〜80％台である。当院の紹介率・逆紹介率は、共に

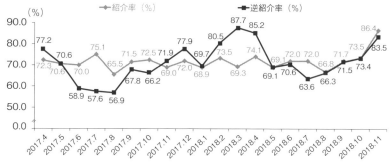

図2　紹介・逆紹介の実績・推移

紹介率及び逆紹介率が基準を維持できなければ、
算定できない（地域医療支援病院入院診療加算）

2018年度　　収入（2018年度4月～11月までの試算）
　　　　　　　月額　約940万円　　年額　約1億1,280万円
前年度比較　月額　約100万円　　年額　約1,200万円　増

　表1の1の②に示された紹介率65％以上かつ逆紹介率40％以上をクリア
していることが明らかである。
　このように、当院は表1に示した地域医療支援病院入院診療加算の施
設要件をすべて満たしている。その結果、図2の下段に示したように、
2018年度は月額にして約940万円、年額で約1億1,280万円を得られた。
また、2017年度と比較して、月額で約100万円、年額で約1,200万円の増
収であった。
　いずれにせよ、施設基準としての地域医療支援病院入院診療加算を取
得することは、医業収入に大きく貢献している。

◆◆ 2．紹介・逆紹介による実績が要件である施設基準②

　初診料や再診料に関する基準の一つに、紹介と逆紹介が関係してく
る。地域医療支援病院の場合、紹介率50％以上かつ逆紹介率50％以上の
実績がなければ、初診料282点、外来診療料73点は算定できない（2020

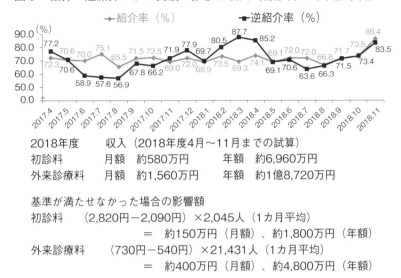

図3　紹介・逆紹介による実績・推移と収入（初診料・外来診療料）

2018年度　　　収入（2018年度4月〜11月までの試算）
初診料　　　　月額　約580万円　　　年額　約6,960万円
外来診療料　　月額　約1,560万円　　年額　約1億8,720万円

基準が満たせなかった場合の影響額
初診料　　　（2,820円－2,090円）×2,045人（1カ月平均）
　　　　　　　　　＝　約150万円（月額）、約1,800万円（年額）
外来診療料　（730円－540円）×21,431人（1カ月平均）
　　　　　　　　　＝　約400万円（月額）、約4,800万円（年額）

年度改定でそれぞれ280点・74点）。つまり、紹介率および逆紹介率が基準値よりも低い場合は、点数が減算されてしまう。

　例えば、この基準が満たされない場合、初診料は282点から209点に、外来診療料は73点から54点に減点される（2018年度の例）。当院は図3に示したように、紹介率・逆紹介率ともその基準をクリアしている。

　2018年度の収入額の試算を図3の下段に示した。初診料は月額で約580万円、年額で約6,960万円の収入である。外来診療料は月額で約1,560万円、年額で1億8,720万円の収入となる。その基準が満たされなかった場合の影響額は、次のとおりである。

　まず、初診料は、1か月平均の初診患者数を2,045人とすると、282点から209点になるので、（2,820円－2,090円）×2,045人（1か月平均の患者数）＝約150万円。月額で約150万円、年額で約1,800万円の減額となる。

　次に、外来診療料についても同様に計算すると、1か月平均の外来患者数を21,431人とすると、外来診療料は73点から54点になるので、（730円－540円）×21,431人（1か月平均の外来患者数）＝約400万円となる。

月額の外来診療料は約400万円の減額、年額で約4,800万円の減額になる。地域医療支援病院入院診療加算の施設基準②を満たさなかった場合の影響額（年額）は、初診料1,800万円＋外来診療料4,800万円で、合計6,600万円の減収になる。これらの事実をみても、紹介・逆紹介を推進することの重要性は明らかである。

 ## 3．紹介・逆紹介による実績が要件である施設基準③

　紹介・逆紹介による実績が要件となる施設基準として、当院が取得しているものに総合入院体制加算1（入院1日につき240点：14日間）がある。総合入院体制加算1については第1章5で詳しく述べたので、ここでは紹介と逆紹介について述べたい。

　施設基準は14項目あるが、その一つに、5「外来を縮小するに当たり、次の体制を確保していること　イ．退院患者のうち診療情報提供書（検査データ、画像等）を提供した患者（退院後1か月以内の患者を含む）が40％以上」がある（表2）。

　図4は、当院の診療情報提供書の割合を2017年4月から2018年11月までの間でプロットしたものである。診療情報提供書の添付割合（縦軸）は40％から43％の間を推移している。第1章5の図3で示した2015年のデータ（基準値40％）より上回っているので、当院としては今後もその割合を押し上げ、45％台に安定化したいと考えている。そのため、病院のあらゆる会議、例えば部長会・医局会などで紹介・逆紹介を推進するとともに、検査データや画像を添付した診療情報提供書を作成することを励行している。

　医師らの協力がなく診療情報提供書の添付割合が40％を下回った場合、すなわち算定できなかったことをシミュレーションして、その結果を医局会などで説明し、医師らの協力を促している。

　2018年4月から11月までを試算してみると、月額で約1,940万円、年額に換算すると2億3,280万円の収入になる。これを2017年度と比較す

表2　紹介・逆紹介による実績が要件である施設基準（総合入院体制加算1）

総合入院体制加算1　入院1日につき　240点（14日間）

1　一般病棟入院基本料を算定する病棟を有する保険医療機関
2　内科、精神科、小児科、外科、整形外科、脳神経外科及び産科又は産婦人科を標榜し、当該診療科に係る入院医療を提供している保険医療機関
3　全身麻酔による手術件数が年800件以上であること以下のア〜カまで全て満たしている
　ア　人工心肺を用いた手術　40件／年以上
　イ　悪性腫瘍手術　400件／年以上
　ウ　腹腔鏡下手術　100件／年以上
　エ　放射線治療（体外照射法）4,000件／年以上
　オ　化学療法　1,000件／年以上
　カ　分娩件数　100件／年以上
4　救命救急センター
5　外来を縮小するに当たり、次の体制を確保していること
　ア　初診に係る選定療養の届出を行っており、実費を徴収していること
　イ　退院患者のうち診療情報提供書（検査データ、画像等）を提供した患者
　　　（退院後1か月以内の患者含む）が40％以上
6　病院の医療従事者の負担の軽減及び処遇の改善に資する体制を整備している
7　地域連携室の設置
8　画像診断及び検査を24時間実施できる体制の確保
9　薬剤師が、夜間当直を行うことにより、調剤を24時間実施できる体制を確保
10　敷地内における禁煙の実施
11　地域包括ケア病棟などの届出を行っていない
12　重症度、医療・看護必要度の基準（I　35％以上）
13　重症度、医療・看護必要度の評価表の記入は、院内研修を受けたものが行う
14　公益財団法人日本医療機能評価機構等が行う医療機能評価を受けている病院

ると、月額で約60万円、年額で約720万円の増収になる。

　当院は三次救急医療を担っているため、地域医療機関と密接な連携（紹介・逆紹介等）が必須である。病院として紹介患者の受け入れや積

図4　紹介・逆紹介による実績が要件である施設基準（診療情報提供
　　　書の割合）

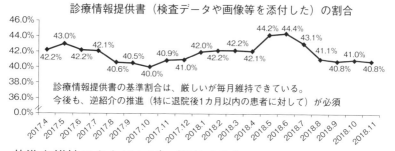

診療情報提供書（検査データや画像等を添付した）の割合

基準を維持できなければ、算定できない

2018年度	収入（2018年度4月～11月までの試算）	
	月額　約1,940万円	年額　約2億3,280万円
2017年度比較	月額　約60万円	年額　約720万円　増

極的な逆紹介を実施することで、医業収益に大きな貢献をしている。ま
た、紹介患者の受け入れ・逆紹介の推進により、新たな新患者数の獲得
および手術件数の増加等にも貢献し、病院経営は安定軌道の方向に進ん
でいる。

❽ 開業医の立場からみた病診連携
～紹介・逆紹介を促進するための病診連携強化について～

　紹介・逆紹介が関係する施設基準を維持するためには紹介・逆紹介を促進し、関連施設および登録施設とのさらなる病診連携の強化が望まれる。そこで、開業医の立場からみた病診連携について、要望などを踏まえて再度検証してみたい。

　当院は地域医療支援病院の承認を受けており、第三次救命救急センターを有している。そこで、かかりつけ医と当院との間で診療情報提供書（紹介状）にて情報を共有し、紹介・逆紹介を促進している。

　当院のホームページで、開業医向けに、当院の病診連携強化の取り組みを紹介している（図1）。役割分担の観点から、当院は開業医からの

図1　紹介・逆紹介を推進する足利赤十字病院のホームページ
当院は「地域医療支援病院」であり、「第三次救命救急センター」

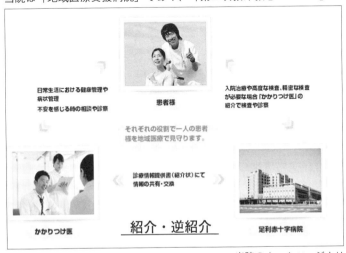

当院のホームページより

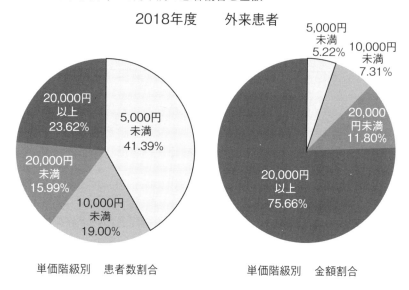

図2　外来単価5,000円未満の患者割合と金額

2018年度　　外来患者

単価階級別　　患者数割合　　　　　単価階級別　　金額割合

　紹介患者や救急患者を受け入れ、急性期治療が終了すればかかりつけ医に戻すという、紹介・逆紹介の循環を構築することを開業医に周知している。それを推進するため、医局の医師にその重要性を伝えるとともに、医師に理解してもらわなくてはならない。当院では1か月に1回、医局会を開催しており、そこではまず、院長が病院の経営状況などを必ず話すことにしている。その一つをここで紹介する。

　外来患者1人当たり単価別の患者割合をもとに、患者数の割合と外来稼働額に占める割合を示したグラフを示している。図2の左側は診療単価階級別の患者割合を示したもので、外来診療単価5,000円未満の患者割合は外来患者全体の41.4％を占めている。図2の右側は単価階級別の金額割合で、同患者群が外来収益に占める割合はわずか5％にとどまっている。

　このように、5,000円未満の患者を開業医に紹介して1万円以上の患者の診療に当たればその分、診療に十分な時間をかけられる。その結果、外来診療単価は上がり、内科系の医師は入院患者の診療にも時間をかけ

表1　医療機関訪問実績

	2017年度 訪問施設数	2018年度 訪問施設数	医師と同行した病院
足利市	95（3）	97（12）	長崎病院
佐野市	32（3）	26（2）	佐野厚生総合病院・佐野市民病院
太田市	44	41（2）	イムス太田中央総合病院
館林市・邑楽郡	36（3）	40（1）	公立館林厚生病院・おうら病院
桐生市・みどり市	55（4）	43（1）	桐生厚生総合病院・東邦病院
小山市	1（1）	0	新小山市民病院
栃木市	0	5	
高崎市	0	1（1）	群馬循環器病院
合　計	263（14）	253（19）	

～面談した先生方に強く訴えたこと～　　　　　　　　　（　　）は医師同行
◆紹介・逆紹介の推進と断らない緊急紹介患者
◆地域連携係直通電話による緊急紹介のワンストップ対応

られる。外科系の医師は手術に専念できるようになり、病院全体の入院診療単価が上がるという結果が生まれる。

　以上のような内容を論理的に説明することによって、医局の先生方に協力をお願いしている。

　当院は以前より、地域連携を深める目的で幾つかの活動を定期的に行っている。地域のかかりつけ医との情報交換の場としての講演会と、その後の懇親会を毎年8月の第4木曜日に行っている。また、2か月に1回、当院の病診連携に関連した情報誌として「Nisseki Bridge」を刊行している。さらに、定期的に医療機関を訪問しており、2017年度と2018年度に訪問した医療機関の件数は、年間250〜260件である（表1）。主に足利市内を中心に地域連携室が訪問した。時には診療科部長も同伴

して訪問した。その際、次の３項目を開業医の先生方に強く訴えてきた。

①手術適応の患者はぜひ当院に紹介してください。急性期治療が終われ
　ば患者さんを開業医の先生方にお戻しします。

②緊急紹介患者は絶対に断りません。

③緊急紹介患者が発生した時、地域連携係に電話していただければ、ワン
　ストップで迅速に対応し、入院できるように手配します。

　　一方、開業医が当院に求めた以下の４項目を、医局会で私から全医師
　に伝えている。

①軽症の患者はどんどん開業医に戻してほしい。足利日赤が外来患者を
　抱え過ぎているのではないか。そうであれば、もし自分が開業医の立
　場になったら病院に何を望むかを考えてほしい。

②一部の診療科だが、何度お願いしても返事がない。紹介された患者が
　どうなっているのか早急に知りたいと思うのが開業医の立場ではない
　か。紹介された患者については報告を怠らない、紹介元への未報告を
　なくす努力が必要ではないか。

③緊急紹介患者を断らないでほしい。開業医が患者を診察しているその
　場で紹介電話をして足利日赤に断られると、面子が潰れるし患者との
　関係が悪化するので迅速な対応を求めたい。

④開業医は患者を前に診察中に足利日赤に電話をするので、レスポンス
　よく対応してほしい。

　　図３は、2017年度から2019年度の４月から７月までの紹介・逆紹介の
　推移である。紹介・逆紹介の件数を棒グラフで、紹介率・逆紹介率はそ
　れぞれ折れ線グラフで示している。

　　紹介率は72.0％（2017年度）、71.7％（2018年度）、73.5％（2019年度）、
　逆紹介率は65.5％（2017年度）、71.4％（2018年度）、73.1％（2019年度）
　で、これは開業医との連携強化に努めてきた結果だと思われる。さらな
　る紹介患者の獲得・逆紹介の推進を医局員に説いているところである。

　　また、医局ごとの紹介返書未報告の件数を示し（表２）、返書の早期

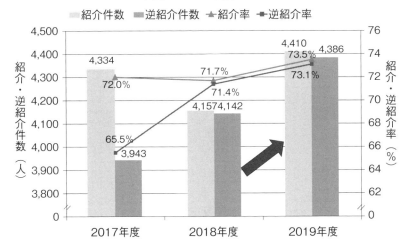

図3　紹介・逆紹介の件数と率の推移

2017年度〜2019年度　4月〜7月比較

作成を促している。開業医の立場からすれば、紹介患者の第一報が届く
ことが信頼関係を構築する第一歩のため、毎月の未報告件数を診療科別
に集計して、総合医局のボードに掲示している。また、医事課職員も常
に医師に催促をして未報告件数を減らす努力をしている。これらのデー
タを医局会にて報告し、紹介患者の報告作成を促している。

　病診連携のためには、われわれ医療機関は開業医の立場に立って、今
後も継続して努力をしていかなくてはならない。

①逆紹介の促進は、開業医との Win-Win の関係が確立される。

②紹介返書の早期作成は、開業医との信頼関係が構築される。

③断らない緊急紹介患者の受け入れは、開業医が当院を最後の砦として
　期待していることで、さらなる信頼関係の構築が生まれ、開業医から
　の新規入院患者の獲得につながる。

④医師会例会で、当院は開業医から紹介された症例の検討会を定期的に
　行っている。そうすることで、開業医からの紹介患者に対する先端医
　療の情報を開業医は得ることができる。

表2 紹介返書未報告件数の診療科別一覧

紹介返書未報告科別一覧2019.5   2019.8.14現在

2019年度	未報告件数		
	4月	5月	合計
内科	15	36	51
循環器内科	0	1	1
小児科	1	0	1
神経精神科	1	0	1
外科	4	1	5
整形外科	0	0	0
脳神経外科	0	0	0
産婦人科	0	0	0
眼科	0	0	0
耳鼻咽喉・頭頸部外科	0	0	0
皮膚科	0	0	0
泌尿器科	0	0	0
歯科口腔外科	0	0	0
呼吸器外科	0	0	0
心臓血管外科	1	0	1
形成外科	0	0	0
緩和ケア内科	0	0	0
リハビリテーション科	2	0	2
合計	24	38	62

作成　地域連携係

紹介返書の第一報の早期作成をお願いします。

⑤診療科部長同行のもと、開業医訪問活動をさらに進めていく。地域の
先生方はわれわれと顔の見える連携がとれることで、紹介しやすさや
安心感が生まれる。

⑨ がん診療に関する施設基準

　最近は、がん患者数が急速に増える一方で、がん診療は医学の進歩によって従来の手術方法に代わり、ダヴィンチ Xi などのロボット手術の導入も進んできている。また、化学療法の進歩も目覚ましく、ゲノム医療という最先端医療が活用される時代になっている。

　当院は、従来より栃木県県南地域において中心的ながん診療拠点病院としての役割を果たしてきた。それが評価され、2019年4月1日付でがん診療連携拠点病院に指定された。

　表1に、がん医療に関する主な加算や手術料を示す。入院料・入院料等加算関連、手術料関連、指導・管理料関連、薬剤・放射線・検査・リハビリ関連等4つの項目に分類してみると、それぞれの項目には多くの

表1　足利赤十字病院のがん医療に関する施設基準（一部抜粋）

入院料・入院料等加算関連

- がん診療連携拠点病院加算
- 緩和ケア診療加算
- 緩和ケア病棟入院料

手術料関連

- 組織拡張器による再建手術
  (一連につき)（乳房再建手術）の場合に限る
- 胸腔鏡下肺悪性腫瘍手術
  (内視鏡手術用支援機器を用いる場合)
- 腹腔鏡下胃切除術
  (内視鏡手術用支援機器を用いる場合)

指導・管理料関連

- がん治療連携管理料
- がん性疼痛緩和指導管理料
- がん患者指導管理料
- がん治療連携計画策定料

薬・放・検・リハ関連

- 抗悪性腫瘍剤処方管理加算
- 外来化学療法加算
- がん患者リハビリテーション料
- 高エネルギー放射線治療

入院料加算、手術料関連など項目多数

加算があることが分かる。その中で当院が届出をしている加算は入院料等加算、手術料関連等、多くの項目が含まれている。

　例えば、入院料・入院料等加算関連には「がん診療連携拠点病院加算」、「緩和ケア診療加算」、「緩和ケア病棟入院料」等があるが、指導・管理料関連には「がん治療連携管理料」、「がん性疼痛緩和指導管理料」、「がん患者指導管理料」、「がん治療連携計画策定料」等が算定できるようになっている。

　このうち、がん診療連携拠点病院の指定に関する主な要件は、以下のとおりであり、指定のハードルは高い。

　①がん診療の実績（手術、化学療法、放射線療法等）

　②キャンサーボードの設置を含めたがんの集学的治療

　③緩和ケアの提供

　④地域医療との連携および研修実施

　⑤専門医師その他の専門の医療従事者の配置

　⑥院内がん登録の適切な実施

　⑦がん相談支援センターなどの体制

　表2は、2017年1月〜12月の当院のがん診療の実績（手術、化学療法、放射線療法等）の基準項目、基準値、実績値を示したものである。

　例えば、院内がん登録は年間500件以上が求められるが、当院はそれを超え、1,356件であった。次に、悪性腫瘍の手術件数は年間842件、化学療法の延べ患者数は年間1,544人、放射線療法延べ患者数は年間305人、緩和ケアチーム新規依頼患者数は年間272人、当該医療圏に居住するがん患者の診療実績割合は41％で、すべての項目で求められている基準値を当院の実績値は超えている。

　また、がん診療連携拠点病院の要件に、キャンサーボードの設置を含めたがんの集学的治療・月1回以上のキャンサーボードの開催が求められているので、キャンサーボードの名称、がん種、メンバー職名・職種、開催頻度、その内容などを明らかにしたものが表3である。呼吸器キャンサーボード、乳がんカンファレンス、消化器外科カンファレンスなど

表２　がん診療連携拠点病院の要件と実績値

◆がん診療の実績（手術、化学療法、放射線療法等）

基準項目	基準値	実績値
院内がん登録	年間500件以上	1,356件
悪性腫瘍の手術件数	年間400件以上	842件
化学療法の延べ患者数 （１レジメン１人）	年間1,000人以上	1,544人
放射線療法延べ患者数 （一連の治療計画で１人）	年間200人以上	305人
緩和ケアチーム新規依頼患者数	年間50人以上	272人
当該医療圏に居住する がん患者の診療実績割合	20％程度	41％

※実績値　2017年1月〜12月

表３　足利赤十字病院のキャンサーボードの設置

◆キャンサーボードの設置を含めたがんの集学的治療
　　・月１回以上のキャンサーボードの開催

当院の取り組み

キャンサーボード名	がん種	メンバー職名、職種	開催頻度	内　容
呼吸器キャンサーボード	肺がん	放射線治療科部長、緩和ケア内科部長、呼吸器外科部長、呼吸器内科副部長、呼吸器外科医、呼吸器内科医看護師、放射線技師	週1回 水曜日 17：00〜	新規患者の治療方針の決定 術後治療適用の決定 退院支援
乳がんカンファレンス	乳がん	乳腺外科部長、病理診断科部長、放射線治療科部長、看護師、放射線技師、検査技師	月1回 （第2） 火曜日 17：30〜	
消化器外科カンファレンス	全消化管がん	消化器外科部長、乳腺外科部長、放射線診断科医師、看護師、理学療法士、作業療法士、言語療法士、管理栄養士	週2回 月曜日 8：00〜 木曜日 7：30〜	

表4　がん診療連携拠点病院の要件と足利赤十字病院の取り組み

要件項目	要件項目（詳細）	当院の取り組み
緩和ケアの提供	専門資格を有する**専従看護師**等を含めた緩和ケアチームの設置	**専従の認定看護師**等が配置された緩和ケアチームによる緩和ケアの提供
地域医療機関との連携及び研修実施	・紹介されたがん患者の受け入れ ・地域の医療機関等との年1回以上の会議 ・緩和ケア研修会の実施	・両毛地区の医師会代表者が参加している地域連携委員会実施 ・緩和ケア研修会実施（PEACEプロジェクト）
専門医師等の配置	**専従**の放射線治療医、病理診断医の配置	**専従**の放射線治療医及び病理診断医による医療の提供
院内がん登録の適切な実施	・運用上の課題の評価や活用に係る規程の策定が必要 ・**専従**の専門資格を有する従事者の配置	・院内がん登録部会の設置 ・**専従**のがん登録認定者による登録業務
がん相談支援センター等の体制	所定の研修を修了した**専従**の相談員の配置	がん相談支援センター（PFM）にて、研修修了した**専従**のがん相談員による相談体制の実施

の3種類がある。

　表4は、がん診療連携拠点病院の要件項目の詳細と、その取り組みを示したものである。要件項目の中には施設基準で求められる専従要件が多く規定されている。

　例えば、緩和ケアの提供では専門資格を有する専従看護師等が求められるが、当院では専従の認定看護師を配置し、緩和ケアチームによる緩和ケアを提供している。

　また、専門医師等の配置要件として専従の放射線治療医、病理診断医の配置が求められるが、当院では専従の放射線治療医および病理診断医による医療の提供を行っている。

　院内がん登録の適切な実施については、専従の専門資格を有する従事者の配置が求められているが、当院では専従のがん登録認定者の登録業

表5　がん診療連携拠点病院についての収入

項　　目	算定要件	月額収入	年額収入
がん診療連携拠点病院加算 （入院初日　500点）	**紹介**により入院し、がんと診断された患者又は**紹介**されたがん患者が入院した場合	約13万円 （1か月約30人）	約156万円
がん治療連携管理料 （外来患者　500点）	**紹介**によりがんと診断された患者又は**紹介**されたがん患者が外来で化学療法等の治療を実施した患者	約10万円 （1か月約20人）	約120万円
DPC機能評価係数Ⅱ （2020年4月から評価）	がん診療連携拠点病院の指定	約20万円	約240万円
補助金	がん診療連携拠点病院の指定		約1,000万円

拠点病院指定による収入　年間約1,500万
紹介患者を1人でも多く獲得すること　　　収入影響　大

務が行われている。

　がん相談支援センター等の体制については所定の研修を修了した専従の相談員の配置が求められているが、当院ではがん相談支援センター（PFM）にて、研修を修了した専従のがん相談員による相談体制が構築されている。表4のように、すべての項目で人的配置について、専従の有資格者の配置が求められている。

　次に、がん診療連携拠点病院の医業収入について示したものが表5である。がん診療連携拠点病院加算（入院初日500点）については、紹介により入院し悪性腫瘍と診断された患者が算定要件となる。該当患者を1か月約30人とすると、月額収入は約13万円、年額で約156万円の収入となる。その他、外来におけるがんの疑いの紹介患者や、がんと確定診断された紹介患者が算定要件であるがん治療連携管理料（500点）は1か月約20人で約10万円（月額）、年額で約120万円（年額）の収入となる。DPC機能評価係数Ⅱについては、月額で約20万円、年額で約240万

円の収入となる。また、がん診療連携拠点病院の指定による補助金は、年額で約1,000万円である。

　以上より、がん診療連携拠点病院指定による収入は、総計で年間約1,500万円となる。この指定に関する加算は紹介によりがんと診断され、入院治療を行った患者が算定要件となるため、開業医からの紹介患者を一人でも多く獲得することが収入増につながるのである。このようなことを院内に定期的に周知して情報を共有するために、がん診療運営委員会を2019年4月に発足し、がん診療連携拠点病院の維持およびがん治療の質の向上・発展のために努力している。

10 入院稼働額の上半期比較

　入院基本料等各種加算あるいは医学管理料・指導料等について、2018年度と2019年度の上半期における稼働額を、当院と同規模の赤十字病院群（400床以上）でベンチマークした結果を示したい。

　表1は、当院の入院稼働額、その内訳として入院基本料等加算、医学管理料、手術料の実績を示したものである。2018年度上半期の入院稼働額は58.9億円であったが、2019年度は59.5億円となり、前年同期比で6,500万円の増収となった。

　入院基本料等加算の稼働額は、2018年度は1.11億円であったが、2019年度は1.29億円となり、前年同期比で1,800万円の増収となった。医学管

表1　2019年度上半期の実績

入院稼働額
　2018年度　上半期　合計稼働額　58.9億円
　2019年度　上半期　合計稼働額　59.5億円　　前年同期比　6,500万円増

一部抜粋

入院基本料等加算
　2018年度　上半期　合計稼働額　1.11億円
　2019年度　上半期　合計稼働額　1.29億円　　前年同期比　1,800万円増

医学管理料
　2018年度　上半期　合計稼働額　6,100万円
　2019年度　上半期　合計稼働額　7,000万円　　前年同期比　　900万円増

手術料
　2018年度　上半期　合計稼働額　13.9億円
　2019年度　上半期　合計稼働額　14.2億円　　前年同期比　3,000万円増

表2 取得している入院基本料等の加算

区　分	名　　　　　称
A205	救急医療管理加算
A210　1	難病等特別入院診療加算
A210　2	二類感染症患者入院診療加算
A212	超重症児（者）入院診療加算 準超重症児（者）入院診療加算
A226-2	緩和ケア診療加算
A236	褥創ハイリスク患者ケア加算
A236-2	ハイリスク妊娠管理加算
A237	ハイリスク分娩管理加算
A246	入退院支援加算
A247	認知症ケア加算
	他

理料、手術料についても前年同期比でそれぞれ900万円、3,000万円の増収となっている。

　表2は、当院が取得している入院基本料等加算の一覧で、A205救急医療管理加算〜A247認知症ケア加算を示したものである。

　図1は、入院基本料等加算100床当たりの月ごとの算定数を、2018年度と2019年度の上半期で比較したものである。赤十字病院群の平均は667件であったところ、当院は2018年度の算定数664件で稼働額は1,850万円、2019年度は741件に増加し、稼働額も2,145万円となった。

　同様に、A205救急医療管理加算1：900点、同2：300点（2020年度改定でそれぞれ950点・350点）について、ベンチマークしたものが図2である。赤十字病院群100床当たりの月最低数は平均して302件であったが、当院は2018年度385件で稼働額は1,850万円、2019年度は425件となり、稼働額は2,010万円に増加した。これは、断らない救急を徹底しており、足利市を含めた近隣の救急隊とも密に連携（定期的な委員会の開催）を図り、積極的に緊急入院を受け入れていることで実績が向上したものと

図1　入院基本料等加算の100床／月あたり算定数

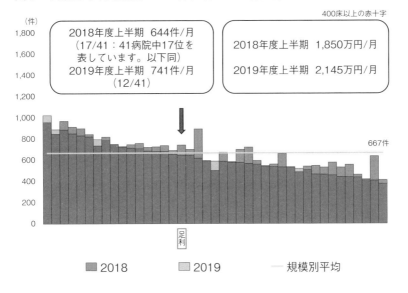

400床以上の赤十字

2018年度上半期　644件／月
（17/41：41病院中17位を
表しています。以下同）
2019年度上半期　741件／月
（12/41）

2018年度上半期　1,850万円／月

2019年度上半期　2,145万円／月

667件

足利

■2018　　■2019　　──規模別平均

図2　救急医療管理加算の100床／月あたり算定数

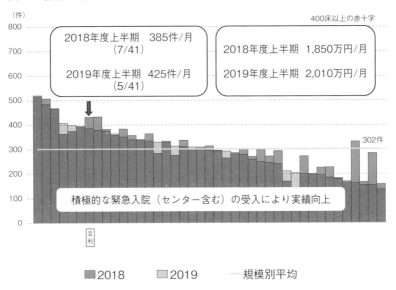

400床以上の赤十字

2018年度上半期　385件／月
（7/41）

2019年度上半期　425件／月
（5/41）

2018年度上半期　1,850万円／月

2019年度上半期　2,010万円／月

302件

積極的な緊急入院（センター含む）の受入により実績向上

足利

■2018　　■2019　　──規模別平均

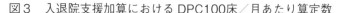

図3　入退院支援加算における DPC100床／月あたり算定数

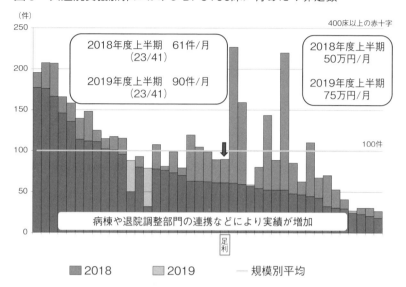

（件）

400床以上の赤十字

| 2018年度上半期　61件/月 |
| （23/41） |
| 2019年度上半期　90件/月 |
| （23/41） |

| 2018年度上半期 |
| 50万円/月 |
| 2019年度上半期 |
| 75万円/月 |

100件

病棟や退院調整部門の連携などにより実績が増加

足利

■ 2018　　■ 2019　　── 規模別平均

思われる。

　図3は、A246入退院支援加算（1回）1：600点、同2：190点について、赤十字病院群 DPC100床当たりの月算定数を上半期で比較したものである。

　赤十字病院群の平均は100件であるが、当院は2018年度61件、稼働額50万円、2019年度は90件で稼働額は75万円に増加した。これは、PFM（入退院センター）の看護師や MSW が病棟ごとに開催される多職種カンファレンスに積極的に参加したり、PFM での定期的なカンファレンスの実施が実績として現れてきたものと思われる。

　表3は、当院で取得している医学管理料の一覧を示したもので、図4は、医学管理料100床当たり月算定数を、赤十字病院群で上半期データをベンチマークしたものである。赤十字病院群の平均は526件であるが、当院は2018年の算定数610件で稼働額は1,020万円、2019年度は723件に上昇し、稼働額も1,160万円になった。これは医師を中心とした各チームや部門の積極的な介入により、その実績が評価されたものと思われる。

表３　取得している医学管理料の一覧

区　分	名　　　　称	区　分	名　　　　称
B001 1	ウイルス疾患指導料	B001-2-6	夜間休日救急搬送医学管理料
B001 2	特定薬剤治療管理料	B001-6	肺血栓塞栓症予防管理料
B001 3	悪性腫瘍特異物質治療管理料	B001-7	リンパ浮腫指導管理料
B001 10	入院栄養食事指導料	B003	開放型病院共同指導料（Ⅱ）
B001 11	集団栄養食事指導料	B005	退院時共同指導料２
B001 13	在宅療養指導料	B005-1-2	介護支援連携指導料
B001 22	がん性疼痛緩和指導管理料	B006-3	退院時リハビリテーション指導料
B001 23	がん患者指導管理料	B008	薬剤管理指導料
B001-2-2	地域連携小児夜間・休日診療料	B009	診療情報提供料（Ⅰ）
B001-2-4	地域連携夜間・休日診療料	B011-4	医療機器安全管理料
B001-2-5	院内トリアージ実施料	B014	退院時薬剤情報管理指導料
			他

図４　医学管理料における100床／月あたり算定数

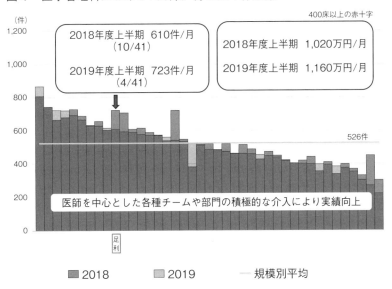

そのうちのB001　10入院栄養食事指導料１　260点（初回）　200点
（２回目）、同２　250点（初回）　190点（２回目）について、赤十字病
院群で100床当たり月算定数を上半期で比較したものが図５である。赤

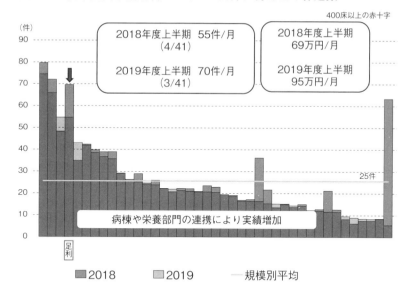

図 5　入院栄養食事指導料における100床／月あたり算定数

```
400床以上の赤十字

2018年度上半期　55件/月
　　　　（4/41）

2019年度上半期　70件/月
　　　　（3/41）

2018年度上半期
69万円/月

2019年度上半期
95万円/月
```

病棟や栄養部門の連携により実績増加

25件

足利

■2018　　■2019　　──規模別平均

　十字病院群の平均は25件であるが、当院は2018年度55件、稼働額は69万円。2019年度は70件に増加し、稼働額も95万円に上昇した。これは病棟ごとに専任の管理栄養士を配置し、医師を含めた多職種カンファレンスに積極的に参加したことで、病棟と栄養部門の連携が強化され、実績が評価されたものと思われる。

　B008薬剤管理指導料1：380点、同2：325点について、100床当たり月算定数も同様に上半期で比較した（図6）。赤十字病院群の平均は245件であるが、当院は2018年度の算定件数は月315件、稼働額は580万円であった。2019年度は426件に上昇し、稼働額も790万円になった。これも入院栄養食事指導料と同じように病棟ごとに専任の薬剤師を配置したことで、薬剤部門の積極的な介入が促進され、実績が評価されたと思われる。

　図7は、2017年度から2019年度の各月の病床稼働率の推移を示したものである。2017年度の平均は95.5％、2008年度は93.2％、2019年度は

図6　薬剤管理指導料における100床／月あたり算定数

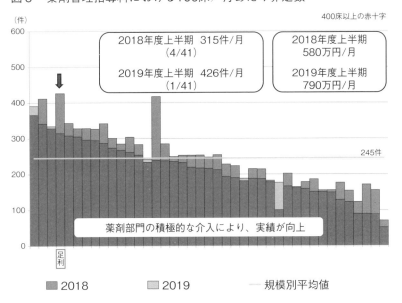

（件）　　　　　　　　　　　　　　　　　　　　　　　　　　　　400床以上の赤十字

2018年度上半期　315件/月	2018年度上半期
（4/41）	580万円/月
2019年度上半期　426件/月	2019年度上半期
（1/41）	790万円/月

245件

薬剤部門の積極的な介入により、実績が向上

足利

■ 2018　　　□ 2019　　　― 規模別平均値

図7　病床稼働率の推移

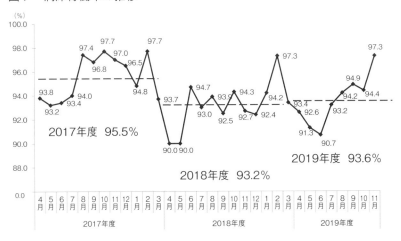

（%）

93.8　93.2　93.4　94.0　97.4　96.8　97.7　97.0　96.5　94.8　97.7　93.7　90.0　90.0　94.7　93.0　93.5　94.3　92.5　92.7　92.4　94.2　97.3　93.4　91.3　92.6　90.7　93.2　94.2　94.9　94.4　97.3

2017年度　95.5%

2018年度　93.2%

2019年度　93.6%

| 4月 | 5月 | 6月 | 7月 | 8月 | 9月 | 10月 | 11月 | 12月 | 1月 | 2月 | 3月 | 4月 | 5月 | 6月 | 7月 | 8月 | 9月 | 10月 | 11月 | 12月 | 1月 | 2月 | 3月 | 4月 | 5月 | 6月 | 7月 | 8月 | 9月 | 10月 | 11月 |

2017年度　　　　　　　2018年度　　　　　　　2019年度

2019年9月以降　高い病床稼働率を維持している

93.6％であった。損益分岐点を考えると、今後も高い病床稼働率を維持していく必要性がある。

　高い病床稼働率は入院患者数の増加を意味し、入院稼働額の増加に起因する。ひいては手術件数の増加にも起因する。

　本章で示したように、各種加算の算定数の向上は、医師・看護師・コメディカルを含めたチーム医療に関する実績が増加した結果と考えられる。今後もチーム医療をさらに充実させるために、多職種が連携を図りながら黒字経営を維持していくことの重要性を職員に伝えている。

第2章

個別指導・適時調査の実際と関連資料

1 施設基準に係る適時調査への対応

　病院が保険診療をするためにはさまざまな施設基準に沿って人員や機器類を整備している。その施設基準を告示どおりに順守しているかどうかを厚生労働省で確認するのが「適時調査」である。

　適時調査の実施にあたり、「施設基準に係る適時調査の実施について」とする連絡は、実施日の約1か月前に病院長ないし開設者宛に通知が来る。当院は赤十字グループの一病院のため、開設者である日本赤十字社の社長宛に通知があった。

　通知の文面は、「施設基準等に係る適時調査については、厚生労働省保険局医療課長通知等により、施設基準等の届け出を行っている保険医療機関について、その届出内容を調査・確認するとともに、施設基準等について周知徹底及び適正化を計ることを目的として実施しているところです」とあり、1．日時、2．場所、3．準備すべき書類、4．照会等連絡先などが記載されている。当院の直近の日時は2019年7月30日（火）、午後1時15分からとなっていた。

　また、「Ⅰ．事前に提出する書類」と「Ⅱ．当日準備する書類」があり、「Ⅰ．事前に提出する書類」については、1．基本診療料に係る書類、2．特掲診療科に係る書類の2つがある。表1に、基本診療料に係る書類で（1）入院基本料等（共通）部分を抜粋して示す。

　特掲診療料は、3．保険医療機関等の現況、4．入院案内（入院のしおり）、5．組織図および平面図、6．として掲示物の写しが求められており、「施設基準書」、「入院時食事等療養費」、「保険外併用療養費」、「保険外負担」の掲示物の写し、もしくは写真である。

　次に、「Ⅱ．当日準備する書類」として、次のものが要求される。

　1．入院基本料の施設基準に関する書類一式

表1　基本診療料に係る書類について

1．基本診療料に係る書類
（1）入院基本料等（共通）
　①入院基本料等の施設基準に係る届出書添付書類（様式9）（以下「様式9」という。）（「様式9」で届け出る特定入院料を含む。）
　　※月平均夜勤時間数を4週間で計算している場合は、4週間で作成した「様式9」も併せて提出してください。
　②入院基本料等及び特定入院料を算定している病棟（治療室含む。）の勤務実績表
　③勤務実績を確認する際に必要な次の書類
　　・勤務実績表に用いている記号等の内容及び申し送り時間が分かる一覧表
　　・勤務形態（日勤、準夜勤、深夜勤など）ごとの勤務時間が分かる書類
　　・会議、研修、他部署勤務の時間及び出席者が分かる一覧表
　④特定入院料を算定している治療室の日々の入院患者数等により看護職員の配置状況が分かる書類
　⑤病院報告（患者票）【直近1年分】の写し

※上記①については、エクセルデータをCD-R又はメールにより提出してください。なお、エクセルデータによる提出が困難な場合は、予めご相談ください。

2．入院時食事療養の施設基準に関する書類一式
3．基本診療料および特掲診療料の施設基準等の届出要件に記載された関係書類一式
4．調査日現在有効な施設基準の届出書（控）一式
5．保険外併用療養費および保険外負担に関する書類一式
なお、調査当日に当該書類以外の書類の提出を求められることがある。

◆◆ 適時調査の実施手順等

　適時調査の実施手順の案内も一緒に添付されており、調査会場の確保の例が示されている（図1）。

図1　適時調査会場のイメージ

関東信越厚生局による施設基準等に係る適時調査について

適時調査イメージ（前回施行時）

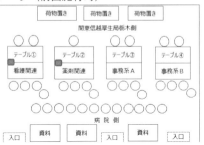

（※調査員の人数は、未確定）

看護関連・・・看護関連(勤務実績等）について調査

薬剤関連・・・薬剤関連(指導料等）について調査

事務系A

　　　　　・・・院内掲示など院内巡回調査（ラウンド）

事務系B

　調査当日は、開始時刻になると厚生局と病院職員の紹介が行われる。当日の手順がスムーズに行われることが望まれるため、開始10分前に病院関係者は集合し、整列していると印象がよい。そこへ開始時刻になると審査員が入室してくる。開設者または管理者は必ず同席してほしい。

　調査の手順等について、次のような要求がある。

①看護、薬剤（薬剤管理指導料を算定している病院に限る）は、すぐに聞き取り調査が開始できるようにしてほしい。

②基本診療料、特掲診療料および入院時食事療養は院内巡回調査を行う。

③全調査が終了したら講評の取りまとめを行うので、病院関係者は一旦中座することを求める。

④調査結果の概況を口頭にて講評を行う。講評開始時間は当日の調査の進行状況により前後することがある。

　講評の際も開設者または管理者の同席が求められる。そして調査結果は数か月後に通知されることとなっている。

個別指導の実施について（通知）

　個別指導の実施についても、適時調査の通知と同時に郵送されてくる。内容は、次のようなものである。

　「この度、健康保険法第73条、国民健康保険法第41条及び高齢者の医療の確保に関する法律第66条の規定により、下記のとおり関東信越厚生局及び栃木県による個別指導を実施いたしますので通知します」

　その次に、1．目的、2．日時、3．場所、4．出席者一覧が記されている。当院では、2．の日時は適時指導と同一日で、2019年7月30日（火）午後1時15分からとなっていた。5．として「Ⅰ．事前に提出する書類」および「Ⅱ．当日準備する書類」等が記されてあり、「Ⅰ．事前に提出する書類」はそれぞれ2部ずつ作成し、7月16日までに厚生局に提出することとなっていた。

　個別指導の対象となる患者一覧も同時に添付されており、20の診療カルテが対象で、保険区分、被保険者記号・番号、患者氏名、診療科、診療群分類番号、入院期間などが記されている。

　「Ⅰ．事前に提出する書類」は、表2に示すようなものが求められる。1．職員数、2．診療業務及び診療報酬請求事務の手順についての流れ図（入院・入院外別）、3．入院外患者数の動向、など12項目にわたっている。そのうち、1．職員数、3．入院外患者数の動向、7．診療報酬明細書の審査状況、9．医療情報システムの概況などの4項目については、表2に示すように様式が求められており、添付されてくる。1．の職員数については表3の様式1が一緒に添付されてくる。

　ここまで、適時調査と個別指導の実施についての厚生局からの通知の概要を述べた。次に、それらの通知に対して当院職員が何を準備し、どのように対処したか、どのように情報を共有化したかを分かりやすくするために、実際の資料やわれわれが作成した図表、現場の様子などを述べていきたい。

表2　事前提出書類の一覧

1	職員数…………………………………………………………………	**様式1**
2	診療業務及び診療報酬請求事務の手順についての流れ図（入院・入院外別）	
3	入院外患者数の動向…………………………………………………	**様式2**
4	特別の療養環境室に係る差額徴収状況	
5	保険外負担一覧表	
6	委託業務一覧表	
7	診療報酬明細書の審査状況…………………………………………	**様式3**
8	開設者・管理者の略歴	
9	医療情報システムの概況について…………………………………	**様式4**
10	電子カルテ運用規定	
11	次の文書の様式（記載前のもの） ①入院申込書、②診療費請求書・領収証及び明細書、③入院患者外出・外泊許可書 ④特別療養環境室入室患者同意書、⑤診療録、⑥院外処方せん	
12	退院時要約（サマリー）（別添「患者一覧」に掲げた20人分に係る全てのサマリー。写しでも可）	

◆ 施設基準に係る適時調査および個別指導の実施についての資料の事前提出

　施設基準に係る適時調査および個別指導が7月30日に行われることはすでに各部署に周知しているため、それぞれの書類を提出するよう対応部署に指示を出した。そしてこれらの資料の流れを全部署に周知すること、事務局が作業をしやすくするためにチャート図を作成した（表4）。なお、この実際のチャート図はB4サイズで8ページにも及ぶので、今回はその一部を示す。

　書類提出は7月10日〜11日の2日間とした。事前に提出する書類は適時調査と個別指導の2種類があるため、チャート図が見やすくなるように、黄色とグレーで色分けをし、書類を差別化した。また、当日までに用意する書類についても適時調査と個別指導の2種類を色分けし、判別しやすいようにした。

　チャート図に示したように、縦のカラムの1列目は判別しやすいよう

表3　様式1の職員数記入用紙

〈様式1〉
1．職員数

（令和　　年　　月　　日現在）

職　　　種	常　勤（名）	非常勤（名）	備　　考
医師			
歯科医師			
薬剤師			
看護師			
准看護師			
看護補助者（助手）			
助産師			
保健師			
歯科衛生士			
歯科助手			
歯科技工士			
診療放射線技師			
〃　　助手			
臨床検査技師			
〃　　助手			
衛生検査技師			
〃　　助手			
理学療法士			
〃　　助手			
作業療法士			
〃　　助手			
視能訓練士			
〃　　助手			
臨床工学技士			
言語聴覚士			
〃　　助手			
あん摩マッサージ指圧師			
義肢装具士			
管理栄養士			
栄養士			
調理師			
その他厨房職員			
事務職員			
介護職員			
その他の職員			
合　　　計			

表4 適時調査・個別指導で準備書類等のチャート表（1ページ目）

「施設基準に係る適時調査」及び「個別指導」の実施について

適時（事前提出）	提出時期　7/10〜7/11
個別（事前提出）	
適時（当日まで用意）	7月30日（9時〜11時）に講堂1・2へ
個別（当日まで用意）	

			書　　類	対応部署	提出時期
1	入院基本料関連	①	様式9（2019年6月分）	看護部	7月11日
1	入院基本料関連	②	入院基本料等及び特定入院料を算定している病棟の勤務実績（7対1、CCU、西3、西4、西7、西9）	看護部	7月10日
1	入院基本料関連		勤務実績表に用いている記号等の内容及び申し送り時間がわかる一覧表	看護部	7月10日
1	入院基本料関連	③	勤務形態（日勤、準夜勤、深夜勤など）ごとの勤務時間が分かる書類	看護部	7月10日
1	入院基本料関連		会議、研修、他部署勤務の時間及び出席者が分かる資料	看護部	7月10日
1	入院基本料関連	④	特定入院料を算定している治療室の日々の入院患者数等により看護職員の配置状況が分かる書類（CCU、西3、西4、西7、西9）	看護部、医療情報	7月10日
1	入院基本料関連	⑤	病院報告（患者票）　直近1年間分	総務課	7月10日
2	7対1入院基本料を届出している場合		常勤の医師の員数に係る届出書添付書類（様式10の2）	医療情報課	7月10日
3	7対1入院基本料を届出している場合		自宅等に退院するものの割合に係る届出書（様式10の5）	医療情報課	7月10日
4	総合入院体制加算	①	様式13（実績要件）	医療情報課	7月10日
5	医師事務作業補助体制加算1		医師事務作業補助者の名簿（様式18の2）	医療情報課	7月10日まで 7/4 済
6	看護職員夜間配置加算を届出している場合		日々の入院患者数により、看護要員の配置状況がわかる資料	看護部、医療情報	7月10日
7	重症者等療養環境特別加算		様式23の2	医療情報課	7月10日
8	患者サポート体制充実加算		様式36	医療情報課	7月10日
9	回復期リハビリテーション病棟	①	様式49	リハビリ	7月10日
9	回復期リハビリテーション病棟	②	様式49の2	リハビリ	7月10日
9	回復期リハビリテーション病棟	②	様式49の5	リハビリ	7月10日
10	リハビリテーション料	①	リハビリテーション従事者の名簿（様式44の2）	リハビリ	7月10日
11	精神科ショートケア	②	様式46	医療情報課	7月10日
10	医師数		2019年6月30日現在　医師数　歯科医師数、看護師及び准看護師、看護補助者数 標準医師数	人事課、医療情報課（標準医師数）	7月10日
11	平均入院患者数	①	一般病棟入院基本料　2018年7月から2019年6月　平均入院患者数	医療情報課	7月10日
11	平均入院患者数	②	一般病床以外　2018年7月から2019年6月　平均入院患者数	医療情報課	7月10日
12	平均在院日数	①	一般病棟入院基本料　2019年4月から2019年6月	医療情報課	7月11日
12	平均在院日数	②	精神病棟入院基本料　2019年4月から2019年6月	医療情報課	7月11日
12	平均在院日数	③	小児入院医療管理料4　2019年4月から2019年6月	医療情報課	7月11日
14	保険外併用療養費	①	特別の療養環境の提供	医療情報課	7月10日
15	勤務医の概要	①	診療科目、保険医氏名、保険医登録番号、採用年月日	人事課	7月10日
			（2019年6月30日時点）		
16	看護要員名簿	①	看護要員　各病棟及び部署ごと（CCUは一つの病棟として）	看護部	7月10日
17	その他の医療従事者等の概要	①	職種、氏名、採用年月日	人事課	7月10日
18	病棟構成	①	病棟の名称、病棟種別、病床数	医療情報課	7月10日
19	入院案内	①	入院案内	医事課	7月10日
20	組織図及び平面図	①	組織図	総務課	7月10日
20	組織図及び平面図	②	平面図	管財課	7月10日
21	掲示物の写し（写真可）	①	施設基準等、入院時食事療養費、保険外併用療養費、保険外負担の掲示	医療情報課	7月10日

に色分けをした事前提出の適時調査と個別指導の書類、当日までに用意する適時調査と個別指導の書類である。2列目と3列目と4列目は、厚生局からの「Ⅰ．事前に提出していただく書類」の大きなナンバリング、タイトル、符号番号と一致するようにした。そうすることで書類整理が容易になる。

当日は100種類以上の書類が用意されるので、仕分けをすると審査員の指示があったときに迅速に提出できて印象がよい。例えば、1．基本診療料に係る（1）入院基本料の1．の項目と、入院基本料①の書類の名称と、それぞれに付記された番号と符合するようにしてある。5列目が書類、6列目と7列目は対応部署と提出時期を示している。

◆ 個別指導における想定質問集

当院では個別指導における想定質問集を作成した。個別指導で実際に審査員から出されると思われる質問を、想定質問集としてまとめたものが表5である。この想定質問集を病院関係者全員に配布し、各部署で模擬訓練を行うように指示をした。想定質問集は6頁にわたるので、1頁目の傷病名と診療録について示したものをここでは掲載する。

想定質問集は24項目あり、1．傷病名、2．診療録に関するもの、3．入院診療計画書に関するもの、その他各種管理料、加算、指導料など多岐にわたっている。これを参考にして、当日の審査はスムーズに対応ができるようにした。

例えば、1．傷病名については4項目の質問を用意した。①傷病名の終了日、転帰はきちんと記載されているか。②急性・慢性、左右の別、部位がきちんと傷病名に関連して正しく診療録に記載されているか。③該当傷病名について、重複あるいは類似する傷病名が診療録に記載され、紛らわしくなっていないか。例えば、慢性腎不全と末期腎不全などである。また、④診療の過程でその都度診断が医学的に妥当・適切な病名が診療録に記載されているかなどである。

表5　想定質問集（1ページ目）

1、傷病名
　①傷病名の終了日、転帰の記載はあるか
　②急性・慢性がない、左右の別がない、部位の記載がない傷病名
　③重複・類似の傷病名（慢性腎不全と末期腎不全、不整脈と心房細動と頻脈性不整脈等）
　④診断の都度、医学的に妥当適切な病名を医師自らが診療録に記載しているか
　　（請求事務担当者が主治医に確認することなく病名を付けることは厳に慎む事）

2、診療録
　①症状、所見、治療計画等について記載されているか
　　（全くない日が散見される、あるいは極めて乏しい）
　②診察記載がなく「薬のみ、Do、消炎鎮痛処置」等の記載で、投薬・消炎鎮痛処置等の治療が行われていないか
　③カルテ記載内容は妥当か、記載量は十分か（初診時の記載、検査の根拠）
　④主訴、病歴、既往歴、アレルギー歴、家族歴、嗜好などの記載があるか
　⑤診療録の修正は内容が判読できるよう二重線で行われているか

3、入院診療計画書
　①入院診療計画書を策定しているか
　②入院後7日以内に説明を行っていることが確認できるか
　③説明文書を患者に交付しているか
　④説明文書の写しが診療録に添付されているか
　⑤記載内容に以下の項目が記載されているか
　　・年月日、主治医氏名、病棟（病室）、主治医以外の担当者名、病名、治療計画、推定される入院期間、検査内容及び日程、手術内容及び日程、特別な栄養管理の必要性
　⑥説明に用いた文書について記載内容が十分か、適切か
　⑦看護計画、リハビリテーション等の記載が画一的でないか
　⑧平易な用語を用いているか
　⑨主治医氏名について記名のみでないか、押印があるか
　⑩医師、看護師以外の関係職種が共同して策定しているか
　⑪本人又は家族等の署名があるか

施設基準等で求められている必須掲示物

　施設基準の一つの裏付けとなる掲示物についても、その写し（写真も可）の提示が求められる。ここでは、当院が取得している施設基準に関するもの27項目について、項目名、その掲示物の内容、院内掲示事項、スタッフ（写真）などを明らかにし、掲示場所の一覧も示している（表6）。

 関東信越厚生局による適時調査および個別指導の実施(当日の流れ)

　適時調査および個別指導の当日の流れについて示したものが、表7である。当院では、時間、審査内容などについて、当日の流れを示すチャートを作成した。また、それぞれの箇所に対応する職員名を明示し、関係職員に周知を図った。この表を見ることで時間の経過が分かる。職員一人ひとりの動きと所在が確認でき、各部署での対応者も分かるので、大変便利であった。

　例えば、13時20分からの個別指導については、10人分の診療録の閲覧・指導が行われており、それに対応している医師、主事、係長の担当者名も記載してあるので、職員の所在が明確である。

 院内周知の方法

　適時調査および個別指導が行われることを全職員に常に伝え、周知しなくてはならないため、図2のような院内掲示を作った。その掲示物を職員エリア、医局の掲示板に貼って周知を図った。

　掲示内容は、敷地内は絶対禁煙、白衣はユニフォームのためボタンはしっかり掛ける、履物はかかとのあるものを履くなど基本的なことではあるが、審査員の印象を良くするためには必要と考えられる。また、このような内容を業務連絡会議、管理会議、医局会などでスライドを使っ

表6　足利赤十字病院の施設基準等で求められている必須掲示物の一覧表

施設基準等で求められている必須掲示物

No	項目名（施設基準等）	掲示物内容
1	保険医療機関及び保険薬局の指定並びに保険医及び保険薬剤師の登録に関する省令	保険医療機関について
2	医療法	診療時間、医師の配置状況、管理者の氏名
3	療養担当規則	届出している施設基準の一覧
4	療養担当規則	入院基本料に関する事項
5	療養担当規則	基礎係数、機能評価係数Ⅰ及びⅡについて
6	療養担当規則	各種施設基準及び入院時食事療養について
7	療養担当規則	明細書の発行状況に関する事項
8	療養担当規則	保険外負担に関する事項（慣行料金表及び部屋代費用一覧表）
9	療養担当規則	看護要員の配置状況
10	地域歯科診療支援病院歯科初診料	院内感染防止対策を実施している旨の院内掲示
11	歯科外来診療環境体制加算1	緊急時における連携保険医療機関との連携方法やその対応等、歯科診療に係る医療安全管理対策を実施している旨の院内掲示
12	総合入院体制加算1	敷地内禁煙について
13	緩和ケアチーム加算	緩和ケアチームによる診察が受けられる旨の掲示
14	栄養サポートチーム加算	栄養サポートチームについての院内掲示
15	感染防止対策加算1	院内における感染防止対策の取組事項の院内掲示
16	患者サポート充実加算	相談窓口について
17	医療安全対策加算1	医療安全管理者による相談及び支援が受けられる旨の院内掲示
18	ハイリスク分娩管理加算	分娩件数及び産科医や助産師数
19	病棟薬剤業務実施加算	病棟専任薬剤師名を病棟内に掲示
20	院内トリアージ	患者に対して院内トリアージの実施について掲示
21	療養・就労両立支援指導料	就労を含むがん患者の療養環境の調整について、相談窓口等において患者からの相談に応じる体制があることの掲示
22	ハイリスク妊産婦共同管理加算	ハイリスク妊産婦共同管理を行う保険医療機関名称等を掲示
23	手術の通則	1年間の手術実施件数を掲示
24	後発医薬品使用体制加算1	入院受付、外来受付及び支払窓口に後発医薬品の取組みについての掲示
25	下肢末梢動脈疾患指導管理加算	専門的な治療体制を有している医療機関をあらかじめ定めた上で、当該医療機関について事前に届出を行っていること。また、当該医療機関について、院内掲示をすること。
26	回復期リハビリテーション病棟入院料1	3か月毎の回復期病棟から退棟患者数や、患者の状態区分の内訳等
27	医療従事者(病院勤務医及び看護職員含む)の負担軽減及び処遇の改善に資する体制	医療従事者、病院勤務医、看護職員の負担の軽減及び処遇の改善に関する取組事項の掲示

該当掲示物	掲示場所
診療案内	正面玄関入口付近（タクシー乗り場前）、正面玄関
診療案内、担当医一覧	正面玄関
厚生労働大臣が定める院内掲示事項	正面玄関
厚生労働大臣が定める院内掲示事項	正面玄関及び各病棟、PFM
厚生労働大臣が定める院内掲示事項	正面玄関及び各病棟、PFM
厚生労働大臣が定める院内掲示事項	正面玄関及び各病棟、PFM
厚生労働大臣が定める院内掲示事項	正面玄関及び各病棟、PFM、各精算機
厚生労働大臣が定める院内掲示事項、慣行料金表、特別の療養環境の料金	正面玄関及び各病棟、PFM、中央カウンター
○○病棟　看護職員配置数	各病棟
歯科口腔外科からのお知らせ	口腔外科外来
	口腔外科外来
敷地、建物内全面禁煙	各病棟、総合案内、北玄関、PFM
ご相談ください　がんによる身体や心の痛みを	Aブロック、各病棟、PFM
NST　栄養サポートチーム	各病棟
院内における感染防止対策の取組事項	総合案内、北玄関、各病棟
【患者相談窓口】ご案内	各病棟、総合案内、北玄関、PFM
【患者相談窓口】ご案内	各病棟、総合案内、北玄関、PFM
ハイリスク分娩管理加算施設基準に係る院内掲示について	正面玄関
スタッフ（顔写真）	各病棟
救命救急センターを受診される患者様へのお願い	救命救急センター
相談支援室（がん相談支援センター）のご案内	化学療法室前、Dブロック PFM、各病棟（西7、西9はリーフレット）
【ハイリスク妊産婦共同管理料Ⅰ】	東7階
医科点数表第2表第10部手術の通則の5及び6に掲げる手術に係る施設基準	正面玄関
当院では後発医薬品を使用しています	総合案内、PFM、中央カウンター、薬局、A～Dブロック、救命救急センター
慢性維持透析を行っている患者さまへ	透析室（待合）
回復期リハビリテーション病棟の実績指数等	西4階病棟
医療従事者の負担軽減及び処遇改善	職員食堂（当日のみ対応）、院内ホームページ（ご利用案内→医療従事者の負担軽減及び処遇改善）

表7 作成した適時調査および個別指導の当日の流れを示したチャート表

関東信越厚生局による適時調査

時間	審査内容
12:15 〜 13:15	厚生局及び医師会立会人到着予定
	その他： イベントルーム、控室に飲み物用意　イベントルーム（20本）、控室（5本）
13:00	職員集合
	時間厳守、マスク着用禁止、PHSマナーモード
13:15	開始挨拶・メンバー紹介　　（病院側は院長が幹部のみ紹介）

審査員：全員（21人）　　　　　　　　　　　司会：厚生局

参集者：小松本院長、高橋（孝）副院長、高橋（健）副院長、平野副院長、室久副院長、石原事務部長、勅使河原看護部長、久保田係長、久保田技師長、柳技師長、中村課長、柏瀬課長、野尻課長、須永係長、渡邊係長、松川係長、仁平課長、齊藤

渭原主事（写真）、マイク用意

13:20 〜 16:15	個別指導及び適時調査　　開始

個別指導　医師①	個別指導　医師②	個別指導　医師③	個別指導　事務（指導）	適時調査　薬剤部
【内容】	【内容】	【内容】	【内容】	【内容】
診療録監査（10名分）	診療録監査（10名分）	診療録監査（10名分） DPC委員会	一部負担金について （監査対象30名分）	薬剤部関連業務について
【対応者】 　平野副院長（7509） 　玉谷主事 　岩下係長（カルテ操作） 　増山主事（議事録）	【対応者】 　室久副院長（7532） 　須田（麻）主事 　若林主事（カルテ操作） 　渋谷係長（議事録）	【対応者】 　伊藤部長（7558） 　新藤主事 　加藤主事（カルテ操作） 　清野管理栄養士（議事録）	【対応者】 　松本主事 　西田係長 　井手主事（議事録）	【対応者】 　澄見副部長（7807） 　和久井課長（7808） 　薬剤部（議事録）

講堂にて対応待機者
事務課長、仁平課長（7610）、柳技師長（7624）、久保田技師長（7627）、久保田係長（7804）、渡邊係長（7650）、
ただし、ラウンド場所による対応者の状況により上記変更有
フリー
井出副部長（7652）、花茂課長（7099）、赤間係長（7620）、井出係長（7813）、島田係長（7700）、松浦（7878）、

渭原主事（写真）

17:00	講評

審査員：全員（21人）　　　　　　　　　　　司会：厚生局

参集者：小松本院長、高橋（健）副院長、平野副院長、室久副院長、石原事務部長、勅使河原看護部長、浦部参与、伊藤部長、ン科、栄養課、ME、事務課、各対応者

小野寺主事（議事録）、渭原主事（写真）、マイク用意

及び個別指導の実施（当日の流れ）

日時　2019/07/30（火）

時間　13：15〜

場所　講堂1、2

			厚生局（イベント）、医師会立会人（控室）	
		対応者：井出副部長（7652）、花茂課長（7699）、赤間係長（7620）、松浦（7878）、小野寺主事（7840）		
			講堂1、2	

浦部参与、伊藤部長、慶野副部長、本間副部長、小澤部長、相澤師長、小林師長、内田師長、亀山師長、邉見副部長、和久井課長、（和）係長、齊藤（知）係長、事務課長、各対応者

| | | | 講堂1、2 | |

適時調査　看護①	適時調査　看護②	適時調査　事務（基）	適時調査　事務（特）	適時調査　事務（その他）
【内容】	【内容】	【内容】	【内容】	【内容】
看護管理	入院基本料関連	院内ラウンド（後日詳細有）	院内ラウンド（後日詳細有）	院内ラウンド（後日詳細有）
	（医療安全、感染対策、	施設基準充足状況	施設基準充足状況	施設基準充足状況
	褥瘡管理、栄養管理）			
【対応者】	【対応者】	【対応者】	【対応者】	【対応者】
勅使河原看護部長（7601）	慶野副部長（7736）	小此木課長（7617）	嶋田副部長（7604）	相場課長（7685）
本間副部長（7731）	小澤副部長（7710）	野村係長（7762）	山下係長（7702）	澁澤係長
看護部（議事録）	看護部（議事録）	萩原主事（議事録）	永澤主事（議事録）	伊藤主事（議事録）
		ラウンド場所（担当者）	ラウンド場所（担当者）	ラウンド場所　（担当者）
		① 東8階病棟	① 西9階病棟	① 正面玄関
		（三田（典）師長　7718）	（齋藤係長　7729）	
		② 入退院センター	② 西7階病棟	② リハビリセンター
		（福地課長　7647）	（三田（恵）師長　7727）	（須永係長　7649）
		③ 中央病歴管理室	③ 西4階病棟	③ 精神科作業療法室
		（花茂課長　7699）	（今井師長　7724）	（松川係長　7695）
			④ CCU病棟	④ 透析センター
			（早川師長　7713）	（北間師長　7735）
			⑤ 西3階病棟	
			（中山師長　7723）	
			⑥ 救命救急センター	
			（中山師長　7723）	

相澤師長（7734）、小林師長（7699）、別府看護師（7678）、阿部看護師（7811）、塩ノ谷看護師（7643）

小野寺主事（7840）

| | | | 講堂1、2 | |

慶野副部長、本間副部長、小澤副部長、相澤師長、内田師長、小林師長、亀山師長、薬剤部、放射線科、検査部、リハビリテーショ

図2　個別指導・適時調査についての院内掲示

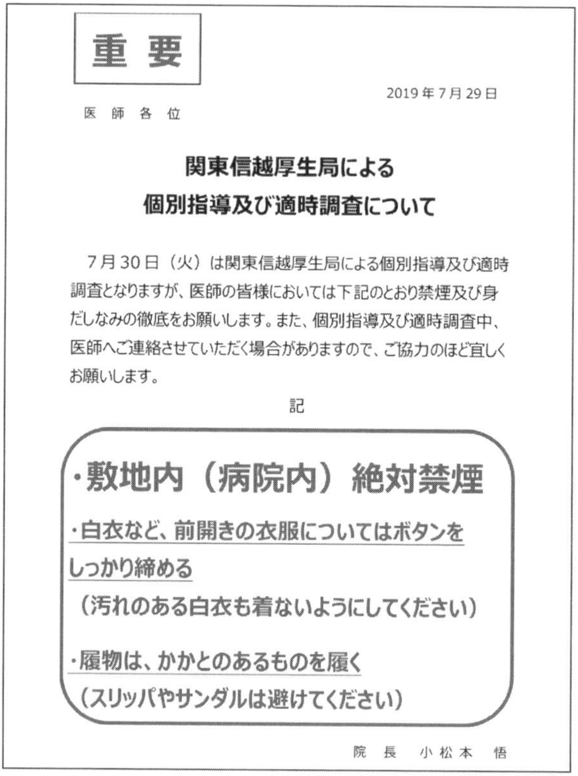

重　要

2019 年 7 月 29 日

医　師　各　位

関東信越厚生局による
個別指導及び適時調査について

　7 月 30 日（火）は関東信越厚生局による個別指導及び適時調査となりますが、医師の皆様においては下記のとおり禁煙及び身だしなみの徹底をお願いします。また、個別指導及び適時調査中、医師へご連絡させていただく場合がありますので、ご協力のほど宜しくお願いします。

記

・敷地内（病院内）絶対禁煙

・白衣など、前開きの衣服についてはボタンをしっかり締める

（汚れのある白衣も着ないようにしてください）

・履物は、かかとのあるものを履く
（スリッパやサンダルは避けてください）

院　長　小松本　悟

て何度も説明し、協力を促した。そのスライドを一覧にして示したものが図3である。

　2019年7月11日（木）の朝の管理会議で、私は図3を使って報告した。

（1）行政指導の一環で、適時調査、個別指導、監査の3種類があり、その内容を概説した。

（2）今回は適時調査と個別指導が行われ、指導員の人数は23人に及び、当院の講堂にて審査が行われることを報告した。

（3）今回想定される指導内容に沿って、当院講堂に適時調査・個別指導のテーブルをそれぞれレイアウトし、書類の置き場なども図示した。医師の記載した診療録は施設基準に沿って正しく記載され

図3　周知のために使用したスライド

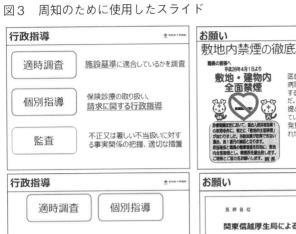

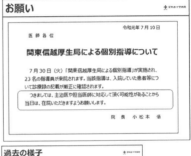

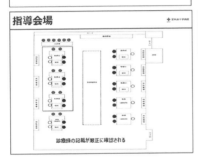

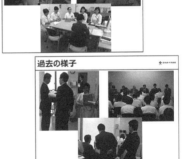

　　ているかが審査員によって確認されることを伝えた。

（4）敷地内禁煙の徹底を促したものである。当院は総合入院体制加算
　　１を取得しているため、「敷地内全面禁煙」であることを再確認し
　　た。また、職員の喫煙発覚で約１億円を返納しなくてはならない

ことを伝え、院内全域、敷地内全域の全面禁煙を訴えた。

（5）個別指導は特に主治医、担当医の対応が求められ、患者情報、診療情報、コピーなどカルテ内のどこにあるかなど、十分に把握している担当医の出席を求めた。なお、診療録の事前提出もあるが、当日提出が求められる診療録もあるため、当日まで担当医が分からないため学会出張、研修、大学への研究は極力控えてもらうよう促した。

（6）過去の適時調査の際の様子を示し、厳正に審査が行われ、医師が中心になって対応している写真を医局会などで紹介した。

 ## 事前の模擬訓練

　適時調査および個別指導の想定質問集があることは先に示した。われわれはその想定質問集を使って事前の模擬訓練を行った。写真1は、想定質問集の中の「褥瘡ハイリスク加算」について、医師と医事課長が審査員となって想定質問集を使って質問し、担当医、職員が実際に電子カルテを開き、答えているところである。

審査員（S）；診療計画書はあるのですか。

回答者（J）；はい。これがこの患者さんの診療計画書です。

（S）；分かりました。その診療計画書は、皮膚科部長のH先生が記入しているのですか。

（J）；H先生を含めた褥瘡ケアチームが各病棟をラウンドし、担当ナースが記入しています。そしてラウンド後、H先生がその内容をチェックし、ここに署名しています。

（S）；そうですか。分かりました。次に褥瘡管理画面は電カル上にあるのですか。

（J）；はい、このように、電カル画面上に褥瘡管理画面があります。H先生とラウンドをし、その都度、相談してこの管理画面を作成しています。

写真1　事前の模擬訓練の様子

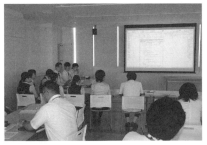

写真2　講堂での実施風景

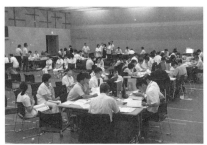

写真3　当日用意した書類一覧

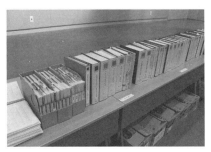

写真4　巡回審査の様子

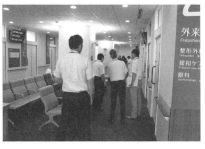

写真5　院内掲示物の審査中

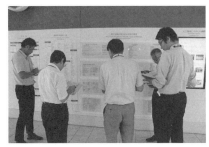

写真6　最後の講評の様子

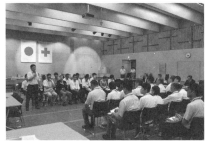

（S）：分かりました。そこで質問なのですが、この電カルの管理画面に
　　　入る時は、H先生のIDで画面を立ち上げてH先生が記入してい
　　　ますね。

（J）：はい、そのとおりです。

適時調査と個別指導の実施現場における議事フォーマット

　2019年７月30日（火）13時30分から15時45分の間、当院講堂において適時調査と個別指導が同時並行で行われた。写真２は、講堂での実施風景である。写真３は当日用意すべき書類一覧で、写真４は施設基準が届出どおりに現場で正しく行われているかの巡回審査の様子である。写真５は、施設基準の院内掲示物が正しく掲示されているかどうか審査を受けているところで、写真６は講評の様子である。

　適時調査で実際に質問された事項と当院が答えた内容について、その部署を担当している事務員が速記で審査員と担当者とのすべてのやり取りを書き取り、フォーマット化した。それは100頁にも及ぶので、今回はその一部を紹介したい。

　１頁目を示したものが表８で、診療録患者①についてのやり取りである。左側が審査員からの質問で、右側が当院担当者の回答である。この回答をみて分かるように、審査員の質問に対して適切、簡潔、明瞭に答えており、好印象を与えていると思われる。

 ## 適時調査および個別指導の講評

　適時調査および個別指導が終了すると、関係職員の前で審査官による当日の講評が行われた。当院では担当を決め、そのやり取りの速記録を作り、ファイル化した。そして Web 上に乗せて情報を共有化した。その一部が表９なので参考にしてほしい。これも５頁あるので、１頁目の「個別指導における診療に係る事項」の講評を示す。

 ## 個別指導の結果

　個別指導の結果が送付されてきた。

　「今回の個別指導の結果、診療内容および診療報酬の請求に関して適

表8　当日の個別指導の際の実際のやり取りの記録

個別指導及び適時調査 議事フォーマット

領 域 ：個別指導　医師①（診療録監査）

日 時 ：2019年7月30日（火）　　　　13：30　～　15：45

場 所 ：講堂

審 査員 ：　　　審査員

対応者：外科部長、医事課主事、医療情報課主事

記録者：栄養課

適時調査	足利赤十字病院
患者①	
主病名は感染性腸炎か。	はい。
呼吸リハをしているが、慢性気管支炎は入院時にあったか。	入院時、既往にある。
心房細動はあったか。	指摘はなかった。脱水はあった。
鉄欠乏性貧血はあったか。	入院時はなかった。軽度のみでHbが9.4。
なるべく患者の既往歴は統計にも関わるので傷病名はしっかりと入れるように。	はい。
（入院診療計画書）書式はこれか。	はい。
病室を入れた方がいい。	はい。
看護師の名前は記載されているか。	下に記載されている。
医師は一人か。	科にもよるが、この時は一人のようである。
最初来院したのは10：03、午後か。	午前だった。
（病院は）土曜日休みか。	2週目は休みになるので、来院したのは休みの日だった。

正を欠く部分が認められ再指導を行わなければ改善状況を判断できないものと思料されますので、改めて個別指導を実施して改善を確認することとします。今後は、さらに『保険医療機関及び保険医療養担当規則』等ご理解いただき、保険診療の質的向上及び適正化に努めてください。指摘した事項（別紙参照）につきましては、早急に改善していただき、各事項別に『改善報告書』を作成の上、2020年1月17日までに下記宛提出してください」

表9　当日の講評の記録

個別指導及び適時調査 議事フォーマット

領 域 ：個別指導/適時調査 講評
日 時 ：2019年7月30日（火）　16：55　〜　17：30
場 所 ：講堂
審査員：　全員
参集者：全職員
記録者：医療情報課

正式な報告書については後日、関東信越厚生局長名で通知します。
改善を要する事項については、改善報告書を提出していただくため、迅速な対応をお願いしたい。
算定要件を満たさない項目に関しては、自主返還をしていただく。

＜個別指導＞
Ⅰ診療に係る事項
　1　傷病名
　（1）傷病名について、不適切な例が認められた。
　・　　傷病名の記載の一部に漏れがある（例：本態性血小板血症）
　・　　部位や詳細な記載がない傷病名がある（例：湿疹、貧血、不整脈）
　・　　急性・慢性の記載がない傷病名がある（例：心不全）
　・　　左右の記載がない傷病名がある（例：糖尿病性網膜症、結膜炎、白内障）
　・　　単なる状態や症状を傷病名欄に記載されている（例：疼痛、胸痛、関節痛）
　・　　診療録と診療報酬明細書の傷病名が相違している
　・　　検査、投薬等に医学的な診断根拠のない傷病名がある（いわゆるレセプト病名）
　（2）傷病名を適切に整理していない例が認められた。
　・　　長期にわたる「疑い」の傷病名がある
　・　　長期にわたる急性疾患等の傷病名がある
　・　　傷病名を重複して付与していた（例：糖尿病腎合併ありと糖尿病）
　・　　正しい転帰が書かれていないものがある（例：死亡退院で病名転帰 “治癒”）
　2　診療録等
　（1）診療録への必要事項の記載について、不適切な例が認められた
　　　　　診療録は、保険請求の根拠であるため、医師は診療の都度、遅滞なく必要事項の記載を十分に行うこと
　・　　症状、所見、日々の記載に漏れあり
　・　　医師の診察に関する記録がなく、投薬等の治療が行われている
　　　　　医師法で禁止している無診療治療とも誤解されかねないので、直ちに改めること
　（2）傷病手当金意見書交付料の算定に対しカルテ1号用紙の労務不能に関する意見欄がない

　　そして返還金については、「自主返還については、2018年7月から
2019年6月の全例につき自己点検の上、別添の返還金関係書類を作成
し、2020年2月17日までに下記宛提出してください」となっていた。
　　個別指導の指導事項は6頁あり、1頁目の指導事項を表10に示す。1
頁目は主に診療録に関するものである。
　　指導事項について当院が作成した改善結果は8頁にも及ぶので、1頁
目の診療録についての改善結果を表11に示す。
　　次の段階として、別紙（略）で「保険者別返還金額一覧表」と「返還
内訳書」を作成し、返還金額を計算して返納した。そして、全職員に指

表10　個別指導結果の指摘事項

個別指導における指摘事項

指　導　年　月　日　　令和元年7月30日
保険医療機関名称　　日本赤十字社栃木県支部足利赤十字病院
所　　在　　地　　　足利市五十部町284番地1
医療機関コード　　　511,037,3
開設者（代表者）　　日本赤十字社　社長　大塚　義治
管　　理　　者　小松本　悟

○　診療録が診療報酬請求の根拠となることを十分に認識し、保険診療に関しての必要事項
　はその都度正確に記録するなどその内容の充実に努めること。
○　保険医は「保険医療機関及び保険医療養担当規則」等の諸規定について研鑽を積み、適
　正な保険診療に努めること。

I　診療に係る事項
　1．診療録等
　（1）診療録への必要事項の記録について、次の不適切な例が認められたので改めること。
　　　　診療録は、保険請求の根拠となるものなので、医師は診療の都度、遅滞なく必要事項
　　　　の記載を十分に行うこと（特に、症状、所見、治療計画等について記載内容の充実を
　　　　図ること。）
　　　①　診療録について、医師による日々の診療内容の記載が全くない日が散見される、
　　　　又は画一的もしくは不十分である。
　　　②　医師の診療に関する記載がなく、投薬、処置（人工腎臓）等の治療が行われてい
　　　　る。
　　　③　傷病手当金に係る意見書を交付した場合であるにもかかわらず、労務不能に関す
　　　　る意見欄への記載がない。
　2．傷病名
　（1）傷病名の記載又は入力について、次の不適切な例が認められたので改めること。
　　　①　傷病名の記載が一部漏れている。
　（2）傷病名の内容について、次の不適切な例が認められたので改めること。傷病名は診療
　　　録への必要記載事項であるので、正確に記載すること。
　　　①　医学的に妥当とは考えられない傷病名
　　　　ア　急性尿細管障害の疑い
　　　②　実際には「疑い」の傷病名であるにもかかわらず、確定傷病名として記載してい
　　　　るもの
　　　　ア　不整脈
　　　③　急性・慢性の記載がない傷病名
　　　　ア　心不全、湿疹、腰痛症
　　　④　左右の別の記載がない傷病名
　　　　ア　結膜炎、白内障、糖尿病性網膜症、緑内障
　　　⑤　部位の記載がない傷病名

表11　作成した改善報告書

令和2年1月17日

関東信越厚生局長　　様

医療機関コード　　　511.037.3
名称　　日本赤十字社栃木県支部足利赤十字病院
住所　　栃木県足利市五十部町２８４番地１
開設者名　日本赤十字社　社長　大塚　義治　印

改　善　報　告　書

令和元年12月17日付け、関厚発1217第17号にて通知のございました
指摘事項につきましては、次のとおり改善いたしましたので報告いたします。

指　摘　事　項	改　善　結　果（経　過）
I　診療に関する事項 1.　　診療録等 (1) 診療録への必須事項の記載について、次の不適切な例が認められたので改めること。診療録は、保険請求の根拠となるものなので、医師は診療の都度、停滞なく必要事項の記載を十分に行うこと（特に、症状、所見、治療計画等について記載内容の充実を図ること）。 　①　診療録について、医師による日々の診療内容の記載が全くない日が散見される、又は画一的もしくは不十分である。 　②　医師の診察に関する記載がなく、投薬、処置（人工腎臓）等の治療が行われている。 　③　傷病手当金に係る意見書を交付した場合であるにもかかわらず、労務不能に関する意見欄への記載がない。 2.　　傷病名 (1) 傷病名の記載又は入力について、次の不適切な例が認められたので改めること。 　①　傷病名の記載が一部漏れている。 (2) 傷病名の内容について、次の不適切な例が認められたので改めること。傷病名は診療録への必要記載事項であるので、正確に記載すること。 　　①　医学的に妥当とは考えられない傷病名 　ア　急性尿細管障害の疑い	1. （1）療養担当規則「診療録の記載」を遵守し十分な記載を行うよう、全医師に指導しました。また、診療記録管理部門において診療録の質的監査をより厳しく実施し、特に、症状、所見、治療計画、日々の診療内容等について十分な記載を求めていくことと致しました。 ①診療録について、日々の病態に則した診療内容を遅滞なく記載するよう、各医師に指導し改善しました。 ②投薬・処置等を行う際は、診察に関する記載を十分行うよう各医師に指導し改善しました。 ③様式第1号を早急に整備するとともに、「労務不能に関する意見」欄を漏れなく記載するよう各医師に周知し改善しました。 2. （1） ①傷病名は、誤りや漏れのない正確な記載をするよう各医師に指導し改善しました。 （2）傷病名は診療録の重要事項であることから正確に記載するよう各医師に指導しました。また、医師事務作業補助者はその支援をすることとし更なる改善に努めます。 ①医学的根拠に基づき正確な傷病名を記載（登録）するよう全医師に指導し改善しました。

導結果を通知し、管理会議や医事会議、医局会で情報を周知した。特に、診療録の記入については再度、医師にも協力の必要性を説いて、医局会で図4のスライドを用いて説明した。

　参考までに、適時調査・個別指導の実際の流れと当院の対応策を関連資料集として掲載しておく。

図4　指導結果を職員への周知のために作成したスライド

はじめに

関東信越厚生局及び社会保険医療担当者の個別指導
及び適時調査

日時：2019年7月30日（火）　指導員：21人

結果・・・**再指導**

指摘事項　（一部抜粋）

Ⅰ　診療に関する事項（検査、画像、投薬、注射等）

◇　呼吸心拍監視について、診療録に観察した呼吸曲線、心電曲線、
心拍数の観察結果の記載がない

◇　単純撮影の写真診断、コンピューター断層診断（CT）について、
診断内容の記載がない

◇　経口投与が可能であるものについて、注射により薬剤を投与して
いる。経口投与することが出来ない、経口投与による治療の効果が期
待できないとき、迅速な治療をする必要があるとき等、使用の必要性
について考慮した上で行うこと

指摘事項　（一部抜粋）

Ⅰ　診療に関する事項（診療録や傷病名など）

◇　診療録について、医師による日々の診察内容の記載が全くない日
が散見される、又は画一的もしくは不十分である

◇　傷病名の記載が一部漏れている為正確に記載すること
（急性・慢性、左右、部位、病型など）

◇　検査、投薬等の査定を防ぐ目的で付与された医学的な診断根拠
のない傷病名（いわゆるレセプト病名）が認められた。説明する上で、
疾病名のみで不十分の場合は、症状詳記を添付すること

再指導に向けて・・・

医師へお願いしたいこと

◇　療養担当規則「診療録の記載」を遵守し、十分な記載をお願い
します。特に画像を含む各種検査等は、患者個々の症状により段階
的にオーダーし、結果の記載をお願いします

◇　傷病名は医学的根拠に基づき、詳細に記載してください

◇　各種指導管理料の指導内容の記載をお願いします

◇　診療記録管理部門からの監査結果により、カルテ記載を依頼され
ることもあるかと思いますが、ご対応をお願いします

指摘事項　（一部抜粋）

Ⅰ　診療に関する事項（基本診療料や医学管理料など）

◇　救急医療管理加算、救命救急入院料など、診療記録から算定
対象の状態であることが読み取れない

◇　総合評価加算における総合的な機能評価の結果について、患者
及び家族等に説明した内容が診療録への記載がない

◇　腫瘍マーカー検査の結果及び治療計画の要点について診療録へ
の記載がない

◇　肺血栓塞栓症予防管理料について、発生する危険性について評
価したことが確認できなかった

再指導に向けて・・・

看護部・薬剤部・検査部等へお願いしたいこと

指摘事項及び改善結果報告を参考に・・・

◇　各種文書の整備を、早急にお願いします
・入院診療計画書　・輸血説明書　等

◇　必要事項の記載、記録をお願いします

◇　必要に応じ医師のサポートをお願いします

まとめ

再指導に向けて・・・

関係される部署をはじめ、各種委員会
及び部会で指摘事項を改善し、精度の
高い保険診療を構築する必要がある

職員一丸となって改善に取り組むよう、
ご協力のほど宜しくお願いします。

個別指導および適時調査の関連資料

　足利赤十字病院では、厚生局から個別指導・適時調査実施の通知が届いた後、院内周知、掲示物の確認、担当者の設定などを行った。そして、指導・調査後は、厚生局の指摘事項などを院内で周知し、対応した。
　足利赤十字病院で作成した資料等を紹介する。

掲載資料一覧
Ⅰ　厚生局からの通知
　資料1　個別指導の実施について
　資料2　適時調査の実施について

Ⅱ　準備①（院内周知）
　資料3　院内に掲示した対応への心構え（ポスター）
（個別指導・適時調査に向けて、「敷地内絶対禁煙」のポスターを作成し、医局などに掲示した）

Ⅲ　準備②（資料作成指示）
　資料4　事前提出資料と対応部署一覧
（厚生局から指示があった「準備書類」は、担当部門と必要書類について、「適時（事前提出）」「個別（事前提出）」「適時（当日までに用意）」「個別（当日までに用意）」に色分けしたものを作成した。全部で250項目近くになった）

Ⅳ　対応準備
　資料5　想定質問集

（予想される質問等は「想定質問集」として、チェック項目をリストアップした。「どのような質問があるか」という観点ではなく、診療録への記載における注意点やカンファレンスが定期的に実施されているかどうかなどの注意点を周知した）

　　資料6　必須掲示物の一覧

（掲示物は、どこに何があるのか必須掲示物の一覧を作成した。これによって、当日、すぐに対応ができた）

　　資料7　当日の流れと担当割り

　　資料8　個別指導の室内配置表

（当日の流れ、担当者の一覧、室内配置図を作成し、指導・調査をスムーズに進められるように備えた）

Ⅴ　講評

　　資料9　個別指導・適時調査後の講評（指摘等）

（当日の講評、事後の講評は、まとめて院内で周知した）

Ⅵ　厚生局からの指摘と病院における対応

　　資料10　個別指導の指摘事項と改善報告

　　資料11　適時調査の指摘事項と改善報告

Ⅶ　結果報告（院内）

　　資料12　管理会議における結果報告（プレゼンテーション資料）

資料1　厚生局からの通知（個別指導の実施について）

関厚発0627第3号
令和元年6月27日

〒326−0843
足利市五十部町284番地1
日本赤十字社栃木県支部足利赤十字病院
開設者　日本赤十字社　社長　近衞　忠煇　様

関東信越厚生局長

関東信越厚生局及び栃木県による社会保険医療担当者
の個別指導の実施について(通知)

　社会保険医療行政の推進につきましては、平素から格別のご高配を
賜り厚く御礼申し上げます。
　さて、この度、健康保険法第73条（船員保険法第59条において
準用する場合を含む。）、国民健康保険法第41条及び高齢者の医療の
確保に関する法律第66条の規定により、下記のとおり関東信越厚生
局及び栃木県による個別指導を実施いたしますので通知します。
　なお、正当な理由がなく個別指導を拒否した場合は、監査の対象と
なりますのでご留意ください。
　また、貴保険医療機関の保険医等が災害救助法（昭和22年法律第118
号）の適用を受けた市町村において医療支援等に従事しているため、
指導への対応が困難な場合については、下記の照会等連絡先あてご相
談ください。

記

1　目　　的
　　保険医療機関における保険診療等について定められている「保険医療機関及び保
　険医療養担当規則」等をさらに理解していただき、保険診療の質的向上及び適正化
　を図ることを目的としています。

2　日　　時
　　令和元年7月30日（火）　午後1時15分から

3　場　　所
　　貴病院内で行いますので、指導会場を御用意願います。

4 出 席 者
　　開設者、管理者、保険医、請求事務担当者等

5 事前に提出いただく書類及び当日準備していただく書類等
　　別紙「診療報酬請求等関係書類」のとおり書類等の準備をお願いします。
　　なお、事前に提出いただく書類につきましては、**各2部作成いただき、令和元**
年7月16日（火）までに、関東信越厚生局栃木事務所宛に提出してください。

6 その他
（1）指導に当たっては、上記以外の資料をお願いすることもありますので、ご承
　　知おきください。

（2）指導当日にご用意いただく診療録等診療に関する諸記録に係る対象患者の一覧
　　表については、今回送付分の他、前日（休日又は休診日の場合はその前日（行政
　　機関の開庁日））にFAXよりご連絡いたしますので、別紙3「FAX送信票」
　　に必要事項を記入のうえ通知到達後速やかに「FAX番号」宛に送信してくださ
　　い。

（3）5月から9月までの間は環境省からの節電対策の通知に基づく軽装（クールビ
　　ズ）の励行期間となっておりますので、ご理解とご協力をお願いします。

　　　　　　　　　　　　　　　照会等連絡先は下記の通りです。
　┌─────────────────────────────────┐
　　関東信越厚生局栃木事務所　指導課　松岡、酒井

　　〒320-0043
　　栃木県宇都宮市桜5-1-13
　　　　　　　　　宇都宮地方合同庁舎5階
　　電　話：028-341-8486
　　FAX：028-341-8520
　　（E-mail）ktkousei052@mhlw.go.jp
　└─────────────────────────────────┘

診療報酬請求等関係書類

Ⅰ. 事前に提出いただく書類

※令和元年7月16日(火)までに各2部提出してください。

Ⅱ. 当日準備していただく書類

（別添）

Ⅰ．事前に提出していただく書類

1 職員数　・・・・・・・・・・・・・・・・・・・・・・・・・・・・・・　**様式 1**

2 診療業務及び診療報酬請求事務の手順についての流れ図（入院・入院外別）

3 入院外患者数の動向　・・・・・・・・・・・・・・・・・・・・・・　**様式 2**

4 特別の療養環境室に係る差額徴収状況

5 保険外負担一覧表

6 委託業務一覧表

7 診療報酬明細書の審査状況・・・・・・・・・・・・・・・・・・・・・・　**様式 3**

8 開設者・管理者の略歴

9 医療情報システムの概況について　・・・・・・・・・・・・・・・　**様式 4**

10 電子カルテ運用規定

11 次の文書の様式（記載前のもの）

　　①入院申込書、②診療費請求書・領収証及び明細書、③入院患者外出・外泊許可書

　　④特別療養環境室入室患者同意書、⑤診療録、⑥院外処方せん

12 退院時要約（サマリー）（別添「患者一覧」に掲げた２０人分に係る全ての

　　サマリー。写しでも可）

　　　○　様式例を示していないものについては、任意の様式で差し支えありません。

　　　○　医療情報システムの概況については、電子カルテにより診療を行っている

　　　　場合にのみ提出願います。

　　　○　様式１～４については、指定様式の各項目が記載されているものであれば、

　　　　既存の資料で差し支えありません。

〈別紙〉

Ⅱ．当日準備していただく書類

1 診療録、看護記録、薬剤管理指導記録、薬剤情報提供に係る文書等、診療に関する諸記録（別添「患者一覧」及び別途連絡する患者の初診時からのすべての記録（予約簿を含む））。
2 医師・看護職員等・その他従事者及び職員等の免許証の写し、出勤簿（タイムカード）
3 特定保険医療材料、薬剤等の購入・納品伝票（直近1年分程度）
4 酸素の購入単価の算定基礎となる書類（当該年度の単価の算定の根拠となった購入・納品伝票）
5 審査・支払機関からの返戻・増減点通知に関する書類（直近1年分程度）
6 食事及び寝具設備並びに医療事務に係る関係帳簿類及び委託契約書
7 指定承認申請・届出事項関係書類
8 入院申込書綴（直近3ヶ月分）
9 診療費請求書・領収証（控）　（保存している場合）（直近1年分）
10 入院患者外出・外泊許可書綴（直近3ヶ月分）
11 特別療養環境室入室患者同意書綴（直近3ヶ月分）
12 患者ごとの一部負担金徴収に係る帳簿又は患者ごとの内訳のある日計表等（直近1年分程度）
13 電子カルテ運用規定

※ 「上記1」の診療録等診療に関する諸記録の別途連絡する患者につきましては、今回同封している「患者一覧」の他に、指導日の前日にFAXでお知らせいたしますので、同封の別紙3「FAX送信票」にて連絡の取れるFAX番号、連絡先をご記入のうえ、通知到達後速やかにFAXにより送信いただきますようお願いいたします。

資料2　厚生局からの通知（適時調査の実施について）

関厚発０６２７第１号
令和元年６月２７日

〒３２６−０８４３
足利市五十部町２８４番地１
日本赤十字社栃木県支部足利赤十字病院
開設者　日本赤十字社
　　　　社長　近衞　忠煇　様

関東信越厚生局長

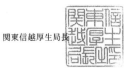

施設基準に係る適時調査の実施について（通知）

　社会保険医療行政の推進につきましては、平素から格別のご高配を賜り厚く御礼
申し上げます。
　さて、施設基準等に係る適時調査につきましては、厚生労働省保険局医療課長通
知等により、施設基準等の届出を行っている保険医療機関について、その届出内容
を調査・確認するとともに、施設基準等について周知徹底及び適正化を図ることを
目的として実施しているところです。
　つきましては、貴保険医療機関の施設基準等の届出について、下記のとおり適時
調査を実施いたしますので通知します。
　なお、関係職員の出席及び調査会場の手配につきまして、ご配慮いただきますよ
うお願いいたします。

記

１　日　時　　令和元年７月３０日（火）　午後１時１５分から

２　場　所　　貴院内で行いますので、調査会場をご用意願います。

３　準備していただく書類等
　　別紙のとおり
　　なお、事前に提出していただく書類については、令和元年７月１６日（火）
　　までに提出願います。

４　照会等連絡先
　　関東信越厚生局栃木事務所　審査課　内田
　　〒３２０−００４３　宇都宮市桜５−１−１３　宇都宮地方合同庁舎５階
　　TEL：０２８−３４１−８４８６　FAX：０２８−３４１−８５２０
　　E−mail：ktkousei052@mhlw.go.jp

— 119 —

重　要

2019 年 7 月 29 日

医　師　各　位

関東信越厚生局による
個別指導及び適時調査について

　7 月 30 日（火）は関東信越厚生局による個別指導及び適時調査となりますが、医師の皆様においては下記のとおり禁煙及び身だしなみの徹底をお願いします。また、個別指導及び適時調査中、医師へご連絡させていただく場合がありますので、ご協力のほど宜しくお願いします。

記

・敷地内（病院内）絶対禁煙

・白衣など、前開きの衣服についてはボタンをしっかり締める

（汚れのある白衣も着ないようにしてください）

・履物は、かかとのあるものを履く

（スリッパやサンダルは避けてください）

院　長　　小　松　本　　悟

資料4　事前提出資料と対応部署一覧

準備　事前提出・当日準備書類の一覧と担当割り

「施設基準に係る適時調査」及び「個別指導」の実施について

適時（事前提出）	提出時期　7/10～7/11
個別（事前提出）	
適時（当日まで用意）	7月30日（9時～11時）に講堂1・2へ
個別（当日まで用意）	

				書　　類	対応部署
適時調査（事前提出）	1	入院基本料関連	①	様式9（2019年6月分）	看護部
			②	入院基本料等及び特定入院料を算定している病棟の勤務実績（7対1、CCU、西3、西4、西7、西9、東4）	看護部
				勤務実績表に用いている記号等の内容及び申し送り時間がわかる一覧表	看護部
			③	勤務形態（日勤、準夜勤、深夜勤など）ごとの勤務時間が分かる書類	看護部
				会議、研修、他部署勤務の時間及び出席者が分かる資料	看護部
			④	特定入院料を算定している治療室の日々の入院患者数等により看護職員の配置状況が分かる書類（CCU、西3、西4、西7、西9）	看護部、医療情報
			⑤	病院報告（患者票）　直近1年間分	総務課
	2	7対1入院基本料を届出している場合	①	常勤の医師の員数に係る届出書添付書類（様式10の2）	医療情報課
			②	自宅等に退院するものの割合に係る届出書（様式10の5）	医療情報課
	3	総合入院体制加算	①	様式13（実績要件）	医療情報課
	4	医師事務作業補助体制加算1	①	医師事務作業補助者の名簿（様式18の2）	医療情報課
	5	看護職員夜間配置加算を届出している場合	①	日々の入院患者数により、看護要員の配置状況がわかる資料	看護部、医療情報
	6	重症者等療養環境特別加算	①	様式23の2	医療情報課
	7	患者サポート体制充実加算	①	様式36	医療情報課
	8	回復期リハビリテーション病棟	①	様式49	リハビリ
			②	様式49の2	リハビリ
			③	様式49の5	リハビリ
	9	リハビリテーション料	①	リハビリテーション従事者の名簿（様式44の2）	リハビリ
	10	精神科ショートケア	①	様式46	医療情報課
	11	医師数	①	2019年6月30日現在　医師数　歯科医師数、看護師及び准看護師、看護補助者数　標準医師数	人事課、医療情報課（標準医師数）
	12	平均入院患者数	①	一般病棟入院基本料　2018年7月から2019年6月　平均入院患者数	医療情報課
			②	一般病床以外　2018年7月から2019年6月　平均入院患者数	医療情報課
	13	平均在院日数	①	一般病棟入院基本料　2019年4月から2019年6月	医療情報課
			②	精神病棟入院基本料　2019年4月から2019年6月	医療情報課
			③	小児入院医療管理料4　2019年4月から2019年6月	医療情報課
	14	保険外併用療養費	①	特別の療養環境の提供	医療情報課
	15	勤務医の概要	①	診療科目、保険医氏名、保険医登録番号、採用年月日,,（2019年6月30日時点）	人事課
	16	看護要員名簿	①	看護要員　各病棟及び部署ごと（CCUは一つの病棟として）	看護部
	17	その他の医療従事者等の概要	①	職種、氏名、採用年月日	人事課
	18	病棟構成	①	病棟の名称、病棟種別、病床数	医療情報課
	19	入院案内	①	入院案内	医事課
	20	組織図及び平面図	①	組織図	総務課
			②	平面図	管財課
	21	掲示物の写し（写真可）	①	施設基準等、入院時食事療養費、保険外併用療養費、保険外負担の掲示	医療情報課
	1	職員数（2019年6月30日現在）（様式1）			人事課
	2	診療業務及び診療報酬請求事務の手順についての流れ図（入院・外来別）			医事課
	3	入院・入院外別患者数の動向（2018年7月～2019年6月）（様式2）			医療情報課
	4	特別の療養環境室に係る差額徴収状況			医事課
	5	保険外負担一覧表			医療情報課

		項目	番号	内容	担当課
個別指導（事前提出）	6	委託業務一覧表			管財課
	7	診療報酬明細書の審査状況（2018年6月～2019年5月）（様式3）			医事課
	8	開設者・管理者の略歴			総務課
	9	医療情報システムの概況について（様式4）			医療情報課
	10	電子カルテ運用規定			医療情報課
	11	文章の書式（記載前）	①	入院申込書	医事課
			②	診療費請求書・領収書及び明細書	会計課
			③	入院患者外出・外泊許可書	医事課
			④	特別療養環境室入室患者同意書	医事課
			⑤	診療録	病歴管理課
			⑥	院外処方せん	医事課
	12	退院時サマリー	①	別添「患者一覧」に掲げた20人分に係る全てのサマリー	病歴管理課
適時調査（当日までに用意）	1	入院基本料関連	①	入院基本料の施設基準に関する書類（様式9）の平均入院患者数の算出の根拠となる種類（直近1年分）	医療情報課
			②	入院基本料の施設基準に関する書類（様式9）の平均在院日数の算出の根拠（一般、東4、西7）（直近3か月）	医療情報課
			③	治療室を含むすべての病棟管理日誌（直近1か月分）	看護部
			④	看護記録（患者個人の経過記録、看護計画）（3例）	看護部
			⑤	家族の付添許可証（3例）	看護部
			⑥	看護補助者の業務範囲を定めた院内規定	看護部
			⑦	入院診療計画書	看護部
			⑧	院内感染防止対策委員会の設置要綱	感染管理室
			⑨	院内感染防止対策委員会の議事録	感染管理室
			⑩	感染情報レポート	感染管理室
			⑪	安全管理のための指針	医療安全推進室
			⑫	医療安全管理委員会の設置要綱	医療安全推進室
			⑬	医療安全管理委員会の議事録	医療安全推進室
			⑭	医療安全に関する職員研修の計画（本年度分及び前年度分）及び実施状況が確認できる書類（本年度分及び前年度分）	医療安全推進室
			⑮	褥瘡対策に係る専任の医師及び専任の看護職員の名簿及び褥瘡対策チームの設置がわかる書類（設置要綱等）	看護部（褥瘡）
			⑯	褥瘡対策に関する診療計画書（3例）	看護部（褥瘡）
			⑰	栄養管理手順	栄養課
			⑱	栄養管理計画書（3例）	栄養課
	2	一般病棟入院基本料	①	入院基本料における常勤の医師の員数に係る届出書添付書類（様式10の2）の根拠となる書類	医療情報課
			②	入院基本料における在宅復帰率（様式10の5）の算出の根拠となる書類	医療情報課
			③	重症度、医療・看護必要度に係る書類	看護部
	3	結核病棟入院基本料	①	入院基本料における常勤の医師の員数に係る届出書添付書類（様式10の2）の根拠となる書類　2—①と同じ	人事課
			②	重症度、医療・看護必要度に係る届出書添付書類の算出の根拠となる書類　2—③と同じ	看護部
	4	精神病棟入院基本料	①	新規入院患者のうちGAF尺度による判定が30以下の患者が占める割合の算出根拠となる書類（直近3か月）	医療情報課
	5	総合入院体制加算1	①	画像診断及び検査を24時間実施できる体制確保していることが確認できる書類（当直表）	医療情報課
			②	薬剤師が夜間当直を行うことにより、調剤を24時間実施できる体制を確保していることが確認できる書類（当直表）	医療情報課
			③	年間の全身麻酔による手術件数及び人工心肺を用いた手術等の件数が確認できる書類	医療情報課
	6	臨床研修病院入院診療加算	①	研修医の受け入れ状況（期間、人数）が確認できる書類（本年度分）	人事課
			②	指導医の数が確認できる書類（本年度分）	人事課
			③	保険診療に関する講習の実績が確認できる書類，（本年度分及び前年度分）	教育研修管理課及び医療情報課
	7	救急医療管理加算	①	夜間又は休日において入院治療を必要とする重症患者に対して救急医療を提供する日を地域の行政部門、医師会等の医療関係者及び救急搬送機関等にあらかじめ周知していることが確認できる書類	医事課

8	超急性期脳卒中加算	①	専ら脳卒中の診断及び治療を担当する常勤の医師の出勤簿（直近1か月分）	人事課及び医療情報課
	超急性期脳卒中加算	②	薬剤師、診療放射線技師及び臨床検査技師が常時配置されていることが確認できる書類（直近1か月分）　5-①②で対応（当直表）	医療情報課
9	診療録管理体制加算1	①	診療録管理部門又は診療記録管理委員会の設置が確認できる書類（設置要綱、議事録等）	病歴管理課
		②	退院患者数が確認できる書類（直近1年分）	病歴管理課及び医療情報課
		③	常勤診療記録管理者の出勤簿（直近1か月分）	人事課及び医療情報課
		④	入院患者についての疾病分類が確認できる書類（直近1か月分）	病歴管理課
		⑤	退院時要約の作成状況が確認できる書類及び退院日の翌日から起算して14日以内に退院時要約が作成されて中央病歴管理室に提出された者の割合が確認できる書類	病歴管理課
		⑥	患者に対する診療情報の提供を行った場合にはその実績が確認できる書類（直近6か月分）	病歴管理課
10	医師事務作業補助体制加算1	①	医師事務作業補助者の出勤簿（直近1か月分）	人事課及び医療情報課
		②	医師事務作業補助の業務の内容・場所・時間等の記録（直近1か月分）	医療情報課
		③	医師事務作業補助者について、新たに配置してから6か月以内に行う研修の実施状況が確認できる書類	医療情報課
		④	医師事務作業補助者の業務範囲に係る院内規程	医療情報課
11	急性期看護補助体制加算	①	看護補助業務に必要な基礎的な知識・技術を習得するための院内研修の実施状況（院内研修の実施日、研修内容、参加者名簿等）について具体的な内容が確認できる書類（直近1年分）	看護部
12	看護職員夜間配置加算	①	夜間における看護職員の負担の軽減に資する業務管理等の体制が確認できる書類	看護部
13	療養環境加算	①	届け出ている病棟の配置図及び平面図（当該加算を算定する病棟・病室の面積が分かるもの）	管財課及び医療情報課
		②	保健所による立入検査の際に作成した、医師並びに看護要員の現員数が確認できる書類（直近分）	総務課
14	緩和ケア診療加算	①	緩和ケアに係るチームを構成する者の出勤簿（薬剤師は除く。）（直近1か月分）	人事課及び看護部（緩和）
		②	症状緩和に係るカンファレンスの記録（直近1か月分）	看護部（緩和）
15	精神科身体合併症管理加算	①	当該病棟に内科又は外科の医師を配置していることが確認できる書類	人事課及び医療情報課
16	栄養サポートチーム加算	①	栄養サポートチームを構成する者の出勤簿	人事課及び栄養課
		②	栄養治療実施計画（作成例3例）及び栄養治療実施報告書（3例）	栄養課
17	医療安全対策加算1	①	医療安全管理者の出勤簿（直近1か月分）	医療安全推進室
		②	医療安全管理部門の設置及び組織上の位置付けが確認できる書類（医療安全管理部門が明記されている組織図又は当該部門の設置要綱等）	医療安全推進室
		③	医療安全管理部門の業務指針	医療安全推進室
		④	医療安全管理者が、定期的に院内を巡回し各部門における医療安全対策の実施状況を把握・分析していることが確認できる書類（直近1か月分）	医療安全推進室
		⑤	医療安全確保のための業務改善計画書（直近1年分）及び医療安全対策の実施状況、評価結果が確認できる書類（直近1年分）	医療安全推進室
		⑥	医療安全管理部門の具体的な業務内容（医療安全管理対策委員会との連携状況、院内研修の実績、患者等の相談件数及び相談内容、相談後の取扱い、医療安全管理者の活動実績等）が確認できる書類（直近1年分）	医療安全推進室
		⑦	医療安全対策に係る取組の評価等を行うカンファレンスの記録（直近1か月分）	医療安全推進室
		⑧	医療安全対策加算1に関して連携しているいずれかの保険医療機関に赴いて医療安全に関する評価を行ったことが分かる書類（直近1年分）	医療安全推進室
		⑨	医療安全対策加算1に関して連携している医療安全対策加算1に係る届出を行っている保険医療機関より評価を受けたことが分かる書類（直近1年分）	医療安全推進室
18	感染防止対策加算1	①	感染防止対策部門の設置及び組織上の位置付けが確認できる書類（感染防止対策部門が明記されている組織図又は当該部門の設置要綱等）	感染管理室
		②	感染制御チームを構成する者の出勤簿（直近1か月分）	感染管理室
		③	感染防止対策部門の業務指針及び院内感染管理者又は感染制御チームの具体的な業務内容が明記された書類	感染管理室
		④	感染制御チームが、定期的に院内を巡回し、院内感染事例の把握を行うとともに、院内感染防止対策の実施状況の把握・指導を行っていることが確認できる書類（直近2か月分）	感染管理室
		⑤	標準予防策等の内容を盛り込んだ手順書（マニュアル）	感染管理室

		⑥	感染制御チームによる職員を対象とした院内感染対策に関する研修の実施状況が確認できる書類（本年度分及び前年度分）	感染管理室
		⑦	感染防止対策加算2に係る届出を行った医療機関と合同で行った院内感染対策に関するカンファレンスの記録（本年度分及び前年度分）	感染管理室
		⑧	特定抗菌薬の適正使用に係る届出書又は申請書	感染管理室
		⑨	サーベイランス事業の参加状況が分かる書類	感染管理室
		⑩	感染防止対策地域連携加算チェック項目表（本年度分及び前年度分）	感染管理室
		⑪	抗菌薬の適正な使用を目的とした院内研修の実施状況が確認できる書類（本年度分及び前年度分）	感染管理室
19	患者サポート体制充実加算	①	相談窓口の職員の配置状況が確認できる書類（直近1か月分）	看護部
		②	患者支援に係る取組の評価等を行うカンファレンスの記録（直近1か月分）	看護部
		③	各部門の患者等から相談を受けた場合の対応体制及び報告体制のマニュアル	看護部
		④	相談窓口及び各部門で対応した患者等の相談件数及び相談内容、相談後の取扱い、その他の患者支援に関する実績の記録（直近1年分）	看護部
		⑤	入院患者に対し、入院時に当該相談窓口を説明するための文書	看護部
20	褥瘡ハイリスク患者ケア加算	①	専従の褥瘡管理者の出勤簿（直近1か月分）	人事課及び看護部（褥瘡）
		②	褥瘡リスクアセスメント票・褥瘡予防治療計画書（3例）	看護部（褥瘡）
		③	褥瘡ケアの実施状況及び評価結果の記録（3例）	看護部（褥瘡）
		④	褥瘡リスクアセスメント実施件数、褥瘡ハイリスク患者特定数、褥瘡予防治療計画件数及び褥瘡ハイリスク患者ケア実施件数の記録（直近1年分）	看護部（褥瘡）
		⑤	褥瘡対策に係るカンファレンスの記録（直近1か月分）	看護部（褥瘡）
		⑥	総合的な褥瘡管理対策に係る体制確保のための職員研修の実施状況が確認できる書類（直近1年分）	看護部（褥瘡）
21	ハイリスク分娩管理加算	①	専ら産婦人科又は産科に従事する医師及び助産師の出勤簿（直近1か月分）	人事課
		②	分娩件数が確認できる書類（前年1月～12月分）	医事課
22	後発医薬品使用体制加算1	①	後発医薬品使用体制加算の施設基準に係る届出書添付書類（様式40の3）の根拠となる書類	薬剤部
23	病棟薬剤業務実施加算1又は2	①	薬剤師の出勤簿（直近1か月分）	人事課
		②	病棟ごとに専任の薬剤師が病棟薬剤業務を実施した時間が確認できる書類（病棟薬剤業務日誌等）（直近1か月分）	薬剤部
		③	投薬及び注射の状況並びに副作用、ヒヤリハット、インシデント等の情報を医療従事者に周知するための文書（直近3か月分）	薬剤部
24	入退院支援加算2	①	入退院支援部門に配置している看護師及び社会福祉士の出勤簿（直近1か月分）	人事課及び医療連携課
		②	認知症ケアチームを構成する者の出勤簿（直近1か月分）	看護部（認知）
		③	認知症ケアチームの看護師について、認知症ケアチームの業務に従事している週の時間数が確認できる書類（直近1か月分）	看護部（認知）
		④	認知症患者のケアに係るカンファレンスの記録（直近1か月分）	看護部（認知）
		⑤	認知症ケアチームが、各病棟を巡回し、病棟における認知症患者に対するケアの実施状況の把握や病棟職員への助言等を行っていることが確認できる書類（直近1か月分）	看護部（認知）
		⑥	認知症ケアに関する手順書（マニュアル）	看護部（認知）
		⑦	認知症ケアチームにより、認知症患者に関わる職員を対象として、認知症患者のケアに関する研修を定期的に実施していることが確認できる書類（直近1年分）	看護部（認知）
		⑧	認知症患者に関わる病棟の看護師等が、認知症患者のアセスメントや看護方法等について、当該チームによる研修又は院外の研修を受講していることが確認できる書類（本年度分及び前年度分）	看護部（認知）
26	精神科急性期医師配置加算	①	当該入院料を算定する各病棟に常勤の医師が配置されていることが確認できる書類（出勤簿等）（直近1か月分）	人事課
		②	当該新規入院患者のうち、入院時に精神科身体合併症管理加算の対象となる患者の割合の算出根拠となる書類（直近3か月分）	医療情報課
		③	精神科医が、救急用の自動車又は救急医療用ヘリコプターにより搬送された患者を当該保険医療機関到着後12時間以内に診察した数が確認できる書類（直近3か月分）	医療情報課
27	病院勤務医の負担の軽減及び処遇の改善	①	多職種からなる役割分担推進のための委員会又は会議の設置が確認できる書類（議事録、設置要綱等）（本年度分及び前年度分）	人事課
		②	病院勤務医の負担の軽減及び処遇の改善に資する計画（本年度分及び前年度分）	人事課

28	看護職員の負担の軽減及び処遇の改善	①	多職種からなる役割分担推進のための委員会又は会議の設置が確認できる書類（議事録、設置要綱等）（本年度分及び前年度分）	人事課及び看護部
		②	看護職員の負担の軽減及び処遇の改善に資する計画（本年度分及び前年度分）	人事課及び看護部
29	医療従事者の負担の軽減及び処遇の改善	①	多職種からなる役割分担推進のための委員会又は会議の設置が確認できる書類（議事録、設置要綱等）（本年度分及び前年度分）	人事課及び医療情報課
		②	医療従事者の負担の軽減及び処遇の改善に資する計画（本年度分及び前年度分）	人事課及び医療情報課
30	救命救急入院料	①	専任の医師が午前０時から午後12時までの間、常に救命救急治療室内に勤務していることが確認できる書類（直近１か月分）	医療情報課
		②	特定集中治療室用の重症度、医療・看護必要度に係る評価票を用いて測定していることが分かる書類	看護部
31	ハイケアユニット入院医療管理料1	①	当該保険医療機関内に、専任の常勤医師が常時１名以上いることが確認できる書類（直近１か月分）	人事課及び医療情報課
		②	ハイケアユニット用の重症度、医療・看護必要度の基準を満たす患者の割合の算出の根拠となる書類（直近１年分）	看護部
32	小児入院医療管理料4	①	小児科の医師の出勤簿（直近１か月分）	人事課
		②	保育士の出勤簿（直近１か月分）	人事課
33	回復期リハビリテーション病棟入院料1	①	回復期リハビリテーション病棟入院料の施設基準に係る届出書添付書類様式49）の患者数の根拠となる書類（直近１か月分）	リハビリテーション技術課
		②	専任の医師、専従の理学療法士、作業療法士、言語聴覚士及び専任の社会福祉士等の出勤簿（直近１か月分）	人事課及びリハビリテーション技術課
		③	回復期リハビリテーション病棟入院料1又は2の施設基準に係る届出書添付書類（様式49の２）の患者数、延べ入院日数及びリハビリテーション提供単位数の根拠となる書類（直近６か月分）	リハビリテーション技術課
		④	回復期リハビリテーション病棟入院料におけるリハビリテーション提供単位数に係る届出書添付書類（様式49の５）の延べ入院日数及びリハビリテーション提供単位数の根拠となる書類（直近１か月分）	リハビリテーション技術課
		⑤	休日を含めた全ての日におけるリハビリテーション提供体制が分かる書類（直近１か月分）	リハビリテーション技術課
		⑥	専従の常勤医師の出勤簿（中村副部長医師）	人事課
		⑦	専従の常勤社会福祉士の出勤簿（MSW 宇田川）	人事課
34	緩和ケア病棟入院料1	①	当該病棟内に緩和ケアを担当する常勤の医師が１名以上配置されていることが確認できる書類（直近１か月分）（岡本部長）	人事課
35	ハイリスク妊産婦連携指導料１又は2	①	精神疾患を有する妊婦又は出産後２月以内である患者について、直近１年間の市町村又は都道府県との連携実績の件数が確認できる書類	医療連携課
36	薬剤管理指導料	①	医薬品情報管理室に常勤の薬剤師が１人以上配置されていることが確認できる書類（出勤簿等）（直近１か月分）	薬剤課
		②	医薬品情報管理室の薬剤師が医師等に対し、有効性、安全性等薬学的情報提供を行っていることが確認できる書類	薬剤課
37	検査・画像情報提供加算及び電子的診療情報評価料	①	情報の閲覧権限を管理していることが確認できる書類	医療連携課
		②	提供した診療情報又は閲覧可能とした情報の範囲及び日時の記録（直近１か月分）	医療連携課
38	医療機器安全管理料1	①	医療機器の管理及び保守点検を行う常勤の臨床工学技士の出勤簿（直近１か月分）（齋藤和係長）	人事課
39	医療機器安全管理料2	①	放射線治療を専ら担当する常勤医師の出勤簿（直近１か月分）（川口部長）	人事課
		②	放射線治療に関する機器の精度管理等を専ら担当する常勤技術者の出勤簿（直近１か月分）	人事課
40	検体検査管理加算（I）及び（IV）	①	臨床検査を専ら担当する常勤の医師の出勤簿（直近１か月分）（鈴木部長）	検査部
		②	常勤の臨床検査技師の出勤簿（直近１か月分）	検査部
		③	臨床検査の精度管理を行っていることが確認できる書類（直近１か月分）	検査部
		④	外部の精度管理事業に参加していることが確認できる書類	検査部
		⑤	臨床検査の適正化に関する委員会の議事録（直近１年分）	検査部
41	時間内歩行試験及びシャトルウォーキングテスト	①	当該届出に係る常勤の医師の出勤簿（直近１か月分）（亀山副部長）	人事課
42	神経学的検査	①	当該届出に係る常勤の医師の出勤簿（直近１か月分）	人事課及び医療情報課
43	画像診断管理加算2	①	画像診断を専ら担当する常勤医師の出勤簿（直近１か月分）（放射線診断科）	人事課
		②	核医学診断とコンピューター断層診断の実施件数のうち、専ら画像診断を担当する常勤医師が読影及び診断を撮影日の翌診療日までに診療を担当する医師に報告した割合の算出根拠となる書類（直近３か月分）	放射線科

44	小児鎮静下 MRI 撮影加算	①	小児の MRI 撮影及び画像診断に関して十分な知識と経験を有する常勤の医師及び小児の麻酔・鎮静に十分な知識と経験を有する常勤の医師の出勤簿（直近1か月分）（小林部長、半谷部長）	人事課
45	外来化学療法加算1	①	専任の常勤医師、専任の常勤看護師及び専任の常勤薬剤師の出勤簿（直近1か月分）	人事課及び医療情報課
		②	専任の常勤看護師が化学療法を実施している時間帯において、常時当該治療室に勤務していることが分かる書類	看護部
		③	実施される化学療法のレジメン（治療内容）の妥当性を評価し、承認する委員会の議事録（直近1年分）	薬剤部
46	心大血管疾患リハビリテーション料（Ⅰ）	①	循環器科又は心臓血管外科の医師が、心大血管疾患リハビリテーションを実施している時間帯において常時勤務していることが確認できる書類（直近1か月分）	人事課
		②	当該リハビリテーションについて従事者ごとの実施が確認できる書類（直近1か月分）	リハビリテーション技術課
		③	専用の機能訓練室の配置図及び平面図（面積が分かるもの）	リハビリテーション技術課及び管財課
		④	カンファレンスの記録（直近1か月分）	リハビリテーション技術課
		⑤	リハビリテーション科の常勤医師の出勤簿（直近1か月分）	人事課
47	疾患別リハビリテーション料（心大血管疾患リハビリテーション料を除く）	①	専任の常勤医師の出勤簿（直近1か月分）	人事課及び医療情報課
		②	リハビリテーション従事者の出勤簿（直近1か月分）	人事課
		③	当該リハビリテーションについて従事者ごとの実施が確認できる書類（直近1か月分）	リハビリテーション技術課
		④	専用の機能訓練室の配置図及び平面図（面積が分かるもの）	リハビリテーション技術課及び管財課
		⑤	カンファレンスの記録（直近1か月分）	リハビリテーション技術課
		⑥	遮蔽等に配慮した専用の個別療法室があることが確認できる配置図及び平面図	リハビリテーション技術課及び管財課
48	がん患者リハビリテーション料	①	専任の常勤医師の出勤簿（直近1か月分）	人事課
		②	リハビリテーション従事者の出勤簿（直近1か月分）	人事課
		③	当該リハビリテーションについて従事者ごとの実施が確認できる書類（直近1か月分）	リハビリテーション技術課
		④	専用の機能訓練室の配置図及び平面図（面積が分かるもの）	リハビリテーション技術課及び管財課
49	精神科作業療法	①	当該療法に従事する作業療法士の出勤簿（直近1か月分）	人事課
		②	各作業療法士が1日に担当した患者数が確認できる書類（直近1か月分）	リハビリテーション技術課
		③	専用の施設の配置図及び平面図（面積が分かるもの）	リハビリテーション技術課及び管財課
50	精神科ショート・ケア	①	当該療法の従事者が1日に担当した患者数が確認できる書類（直近1か月分）	看護部（東4）及びリハビリテーション技術科
		②	当該療法に従事する精神科の医師、作業療法士、看護師、臨床心理技術者、精神保健福祉士の出勤簿（直近1か月分）	人事課及び医療情報課
		③	専用の施設の配置図及び平面図（面積が分かるもの）	看護部（東4）及びリハビリテーション技術科及び管財課
51	医療保護入院等診療料	①	常勤の精神保健指定医の指定証の写し	人事課
		②	常勤の精神保健指定医の出勤簿（直近1か月分）	人事課
		③	行動制限最小化に係る委員会の設置要綱及び議事録（直近3か月分）	看護部（東4）
		④	精神科診療に携わる職員全てを対象とした、精神保健及び精神障害者福祉に関する法律、隔離拘束の早期解除及び危機予防のための介入技術等に関する研修の実施状況が確認できる書類（本年度分及び前年度分）	看護部（東4）
52	導入期加算及び腎代替療法実績加算	①	在宅自己腹膜灌流指導管理料を算定した回数が確認できる書類（直近1年分）	医事課
		②	腎移植について、患者の希望に応じて適切に相談に応じており、かつ、腎移植に向けた手続きを行った患者の数が確認できる書類（直近2年分）	ME、看護部（透析室）
53	輸血管理料Ⅰ	①	輸血部門の専任の常勤医師の出勤簿	人事課
		②	輸血部門に臨床検査技師が常時配置されていることが確認できる書類（当直表）	医療情報課
		③	輸血部門に専従として配置されている常勤臨床検査技師の出勤簿（直近1か月分）	人事課

		④	輸血用血液検査が常時実施できる体制が確認できる書類	検査部
		⑤	輸血療法委員会の議事録（直近1年分）	検査部
54	輸血適正使用加算	①	新鮮凍結血漿（FFP）、赤血球濃厚液（MAP）、血漿交換療法における新鮮凍結血漿（FFP）の使用量、アルブミン製剤の使用量及び血漿交換療法におけるアルブミン製剤の使用量（各使用量（単位）、FFP/MAP比及びアルブミン／MAP比）が確認できる書類（前年1月～12月分）	検査部
55	麻酔管理料（Ⅰ）又は（Ⅱ）	①	常勤の麻酔科標榜医の許可証の写し	人事課
		②	常勤の麻酔科標榜医の出勤簿（直近1か月分）	人事課
56	病理診断管理加算1	①	病理診断を専ら担当する常勤医師の出勤簿（直近1か月分）	人事課
57	入院時食事療養／入院時生活療養	①	入院時食事療養及び入院時生活療養の食事の提供たる療養部門の指導者又は責任者である常勤の管理栄養士又は栄養士の出勤簿（直近1か月分）	人事課
		②	特別食の食事せん（直近1か月分）	栄養課
58	特別の療養環境の提供に関する基準	①	特別の療養環境の提供を行っている病室が確認できる書類（一覧表等）	医事課
		②	患者側の同意書（直近1か月分）	医事課
59	保険外負担	①	患者側の同意書（直近1か月分）	医事課
個別指導（当日までに用意）	1		別添「患者一覧」及び別途連絡する患者（前日にFax）に対しての診療録、看護記録、薬剤情報提供に係る文章等、診療に関する諸記録、初診時からのすべての記録	医事課及び医療情報課（電子カルテで対応だが、記録の有無を確認）
	2		医師、看護職員等、その他の従事者及び職員の免許証の写し、出勤簿	人事課
	3		特定保険医療材料、薬剤等の購入、納品伝票（直近1年分程度）	管財課
	4		酸素の購入単価の算定基礎となる書類（当該年度の単価の算定の根拠となった購入、納品伝票）	管財課
	5		審査・支払基金からの返戻・増減点数通知に関する書類（直近1年程度）	医事課
	6		食事及び寝具設備並びに医療事務に係る関係帳簿類及び委託契約書	栄養課、管財課
	7		指定承認申請・届出事項関係書類	総務課
	8		入院申込書綴（直近3か月）	医事課
	9		診療費請求書・領収書（控）（保存している場合）（直近1年分）	医事課
	10		入院患者外出・外泊許可書綴（直近3か月）	看護部
	11		特別療養環境室入室患者同意書綴（直近3か月）	医事課
	12		患者ごとの一部負担金徴収に係る帳簿又は患者ごとの内訳のある日計表等（直近1年分程度）	会計課
	13		電子カルテ運用規定	医療情報課

資料5　想定質問集

取り扱い注意

※個別指導において想定される質問事項です。
　回答は電子カルテから記載部分を展開し監査員に示すか、スキャン等から
　当該文書を提示してください。

1、傷病名
①傷病名の終了日、転帰の記載はあるか
②急性・慢性がない、左右の別がない、部位の記載がない傷病名
③重複・類似の傷病名（慢性腎不全と末期腎不全、不整脈と心房細動と頻脈性不整脈等）
④診断の都度、医学的に妥当適切な病名を医師自らが診療録に記載しているか
（請求事務担当者が主治医に確認することなく病名を付けることは厳に慎む事）

2、診療録
①症状、所見、治療計画等について記載されているか
　　（全くない日が散見される、あるいは極めて乏しい）
②診察記載がなく「薬のみ、Ｄｏ、消炎鎮痛処置」等の記載で、投薬・消炎鎮痛処置等の治療が行われていないか
③カルテ記載内容は妥当か、記載量は十分か（初診時の記載、検査の根拠）
④主訴、病歴、既往歴、アレルギー歴、家族歴、嗜好などの記載があるか
⑤診療録の修正は内容が判読できるよう二重線で行われているか

3、入院診療計画書
①入院診療計画書を策定しているか
②入院後7日以内に説明を行っていることが確認できるか
③説明文書を患者に交付しているか
④説明文書の写しが診療録に添付されているか
⑤記載内容に以下の項目が記載されているか
・年月日、主治医氏名、病棟（病室）、主治医以外の担当者名、病名、治療計画、推定される入院期間、検査内容及び日程、手術内容及び日程、特別な栄養管理の必要性
⑥説明に用いた文書について記載内容が十分か、適切か
⑦看護計画、リハビリテーション等の記載が画一的でないか
⑧平易な用語を用いているか
⑨主治医氏名について記名のみでないか、押印があるか
⑩医師、看護師以外の関係職種が共同して策定しているか
⑪本人又は家族等の署名があるか

4、総合評価加算
①総合的な機能評価を行っているか
②総合的な機能評価の結果について要点を診療録に記載しているか

5、入退院支援加算
①退院支援計画書を作成しているか
②退院支援計画書を患者に交付しているか
③退院支援計画書の写しを診療録に貼付又は内容を診療録に記載しているか
④退院先について診療録に記載しているか
⑤退院支援計画のためのカンファランスに以下の必要職員が参加しているか
・病棟看護師、病棟専任の入退院支援職員、入退院支援部門の看護師、社会福祉士

6、検査、画像検査（各種多数の検査について確認）
①医学的に必要性が乏しい検査、画像検査が行われていないか
②検査の必要性、結果及び結果の評価について診療録に記載しているか、記載量は十分か
③侵襲的検査の内容、合併症及び予後等を文書を用いて詳しく説明しているか
④説明した内容について、文書で交付及び診療録に添付しているか
⑤検査、画像検査のみの日に外来診療料を算定していないか

7、重症者等療養環境特別加算
①術後一律に収容する等、医学的必要性の乏しい例についても算定していないか
②特別の料金を患者から徴収していないか
③以下の対象患者に適合しているか
　・症状が重篤であって、絶対安静を必要とするもの
　・必ずしも重篤ではないが、手術又は知的障害のため常時監視を要し、適時適切な看護を必要とする患者

8、肺血栓塞栓症予防管理料
①危険性につて評価しているか、評価表を確認し「中リスク」以上か
②弾性ストッキング、間歇的空気圧迫装置を用いて医学管理を行っているか

9、救急医療管理加算
①医師が診察等の結果、緊急に入院が必要と認めたア～ケの重症患者であるか

10、診療情報提供料

①紹介元医療機関へ受動行動を伴わない紹介の返事について算定していないか
②紹介先医療機関名を特定していない文書で算定していないか
③交付した文書の写しを診療録に添付しているか
④退院時診療情報等添付加算は退院後の治療計画、検査結果、画像診断など必要な情報を添付しているか。その写し又は内容を診療録に記載しているか。

11、栄養管理体制・栄養サポート・栄養食事指導
①栄養管理の必要のある患者に栄養管理計画を作成しているか
②栄養管理計画書の写しが診療録に添付されているか
③栄養管理計画を作成した患者について、栄養状態を定期的に評価して記録しているか
④特別食に該当しない嚥下食に対して算定していないか
⑤カンファレンス、回診が週1回程度開催されているか
⑥栄養治療実施計画書及び報告書が作成され、交付されているか
⑦栄養治療実施計画書が医師、看護師等で作成されているか
⑧退院・転院時の診療情報提供書に栄養治療実施報告書を添付しているか
⑨栄養食事指導料は医師が管理栄養士に対し指示したことが診療録に記載されているか
⑩指示事項に熱量・熱量構成・蛋白質・脂質・その他の栄養素の量・食事形態などのうち、必要に応じ医師の具体的指示が含まれているか
⑪栄養指導記録に時間、要点が記載されているか

12、介護支援連携指導料
①介護支援専門員等と連携しているか
②指導内容の要点について診療録に記載されているか、記載量は十分か
③患者又は家族に文書により情報提供されているか、その文書は診療録に添付されているか

13、手術
①手術の内容、合併症及び予後等を文書を用いて詳しく説明しているか
②説明した内容について、文書で交付及び診療録に添付しているか
③実際に行われた手術と説明文書の内容に相違がないか
④患者への説明が困難な状況であったものについて、事後の説明を行っているか、事後説明を行った旨を診療録に記載しているか
⑤実施した手術記録について記載が十分か
⑥手術時間を記載しているか
⑦麻酔管理料を算定している場合、届け出のある常勤麻酔科標榜医が、麻酔、術前診察、術後診察を行っているか

⑧麻酔科標榜医が以下の主要な麻酔手技を自ら実施しているか
・期間内挿管及び抜管、マスク挿入及び抜去、脊椎麻酔、硬膜外麻酔、麻酔前後の診察に関する診療録への記載がされているか
⑨周術期口腔機能管理後手術加算を算定している場合、手術1か月以内に歯科診療が行われているか

14、輸血
①必要性の乏しい患者に対して輸血を行っていないか
②文書により輸血の必要性を、副作用、輸血方法及びその他の留意点等について患者に説明しているか
③説明に用いた文書について、患者署名又は押印を得ているか
④説明に用いた文書を患者に交付し、その写しを診療録に添付しているか
⑤一連ではない輸血の実施に際して、その都度、輸血の必要性、副作用、輸血方法及びその他の留意点について、患者に対して文書による説明を行い同意を得ているか
⑥文書での説明に当たって、以下の項目すべてが記載されているか
・主治医氏名、種類、使用量、必要性、輸血を行わない場合の危険性、副作用、感染症検査、患者血液の保管、副作用感染症救済制度

15、慢性維持透析患者医学管理料
①検査結果や計画的な治療管理の要点が診療録に記載されているか
②下肢末梢動脈疾患指導管理加算を算定している場合、慢性維持透析を実施する全ての患者に対しリスク評価を行っているか
③下肢動脈の触診や下垂試験・拳上試験を実施しているか
④ＡＢＩ検査0.7以下又はＳＰＰ検査40㎜Ｈｇ以下の患者について、専門医と連携しているか

16、画像診断管理加算
①報告書又はその写しを診療録に添付しているか
②専ら画像診断を担当する常勤医師による読影か（潮田Ｄｒ射Ｄｒ）

17、悪性腫瘍特異物質治療管理料
①腫瘍マーカーの結果が診療録に記載されているか
②治療計画の要点について診療録に記載されているか

18、リハビリテーション
①訓練の開始時刻及び終了時刻の記載があるか、画一的ではないか
②訓練の開始時刻及び終了時刻の記載が実際の時刻と一致しているか

③リハ実施計画書は作成されているか
④開始時の説明の要点を診療録に記載しているか、十分か
⑤退院時リハ指導料を算定する患者の診療録に、指導内容の記載があるか
⑥転院した患者に算定していないか
⑦患家の家屋構造、介護力を確認しているか

19、外来放射線診療料
①算定日から7日以内に4日以上の放射線治療が行われたか
②算定日に5年以上の実務経験がある放射線科医による診察が行われたか
③第2日目以降の看護師、技師による観察は、照射ごとに記録されているか、
また医師に報告されているか
④文書による説明同意がされているか、文書が確認できるか

20、呼吸心拍監視
①モニター設置により自動的に算定していないか
②観察した心電曲線、心拍数の観察結果が診療録に記載されているか

21、在宅（自己注射・酸素療法等）指導管理料
①指導内容を詳細に記載した文書を導入前に作成し、交付しているか（自己注）
②指導内容の要点を診療録に記載しているか、十分か

22、緩和ケア診療加算
①緩和ケア診療実施画書を作成しているか、患者に交付しているか
②緩和ケア診療実施画書の写しが診療録に添付されているか
③緩和ケア診療実施画書の様式は別紙様式　3に準じているか

23、褥瘡対策
①対象患者に褥瘡に関する、参考様式に準じた診療計画を作成しているか
②届出された専任の医師・看護師が診療計画、褥瘡対策の評価を行っているか
（届出確認）

24、診療録管理体制加算
①退院時要約が適切に作成されているか
②入院患者について疾病統計が作成されているか

25、薬剤管理指導料
①指導を行うに当たり、全ての医師が、全ての患者を対象とすることを予め承
認しているか

②薬剤管理指導記録には以下の必要項目が記載されているか
投薬・注射歴、副作用歴、アレルギー歴、薬学的管理指導内容、指導相談事項、
薬剤管理指導の実施日、記録作成日
②注射投与がある場合は、薬剤管理指導記録に注射投与歴は記載があるか
③薬剤管理指導料１を算定している場合、特に安全管理が必要な別に定める医
薬品が投与（注射）されているか

26、医療機器安全管理料
①医療機器の安全使用のための職員研修を計画的に実施し、医療機器の保守点
検に関する計画の策定、保守点検の適切な実施、安全使用のための情報収集が
適切に行われているか
②医師の指示の下に、生命維持装置の安全管理・保守点検・安全使用を行う臨
床工学技士を配置し、生命維持管理装置を用いて治療を行っているか
③「2」を算定する場合、放射線治療機器の保守・制度・安全管理の体制が整え
られ、放射線治療計画に基づいた治療が行われたか

資料6　必須掲示物の一覧

対応準備　必須掲示物の一覧
施設基準等で求められている必須掲示物

No	項目名（施設基準等）	掲示物内容
1	保険医療機関及び保険薬局の指定並びに保険医及び保険薬剤師の登録に関する省令	保険医療機関について
2	医療法	診療時間、医師の配置状況、管理者の氏名
3	療養担当規則	届出している施設基準の一覧
4	療養担当規則	入院基本料に関する事項
5	療養担当規則	基礎係数、暫定調整係数、機能評価係数Ⅰ及びⅡについて
6	療養担当規則	各種施設基準及び入院時食事療養について
7	療養担当規則	明細書の発行状況に関する事項
8	療養担当規則	保険外負担に関する事項（慣行料金表及び部屋代費用一覧表）
9	療養担当規則	看護要員の配置状況
10	地域歯科診療支援病院歯科初診料	院内感染防止対策を実施している旨の院内掲示
11	歯科外来診療環境体制加算1	緊急時における連携保険医療機関との連携方法やその対応等、歯科診療に係る医療安全管理対策を実施している旨の院内掲示
12	総合入院体制加算1	敷地内禁煙について
13	緩和ケアチーム加算	緩和ケアチームによる診察が受けられる旨の掲示
14	栄養サポートチーム加算	栄養サポートチームについての院内掲示
15	感染防止対策加算1	院内における感染防止対策の取組事項の院内掲示
16	患者サポート充実加算	相談窓口について
17	医療安全対策加算1	医療安全管理者による相談及び支援が受けられる旨の院内掲示
18	ハイリスク分娩管理加算	分娩件数及び産科医や助産師数
19	病棟薬剤業務実施加算	病棟専任薬剤師名を病棟内に掲示
20	院内トリアージ	患者に対して院内トリアージの実施について掲示
21	療養・就労両立支援指導料	就労を含むがん患者の療養環境の調整について、相談窓口等において患者からの相談に応じる体制があることの掲示
22	ハイリスク妊産婦共同管理加算	ハイリスク妊産婦共同管理を行う保険医療機関名称等を掲示
23	手術の通則	1年間の手術実施件数を掲示
24	後発医薬品使用体制加算1	入院受付、外来受付及び支払窓口に後発医薬品の取組みについての掲示
25	下肢末梢動脈疾患指導管理加算	専門的な治療体制を有している医療機関をあらかじめ定めた上で、当該医療機関について事前に届出を行っていること。また、当該医療機関について、院内掲示をすること
26	回復期リハビリテーション病棟入院料1	3か月毎の回復期病棟から退棟患者数や、患者の状態区分の内訳等
27	医療従事者（病院勤務医及び看護職員を含む）の負担軽減及び処遇の改善に資する体制	医療従事者、病院勤務医、看護職員の負担の軽減及び処遇の改善に関する取組事項の掲示

該当掲示物	掲示場所
診療案内	正面玄関入口付近（タクシー乗り場前）、正面玄関
診療案内、担当医一覧	正面玄関
厚生労働大臣が定める院内掲示事項	正面玄関
厚生労働大臣が定める院内掲示事項	正面玄関及び各病棟、PFM
厚生労働大臣が定める院内掲示事項	正面玄関及び各病棟、PFM
厚生労働大臣が定める院内掲示事項	正面玄関及び各病棟、PFM
厚生労働大臣が定める院内掲示事項	正面玄関及び各病棟、PFM、各精算機
厚生労働大臣が定める院内掲示事項、慣行料金表、特別の療養環境の料金	正面玄関及び各病棟、PFM、中央カウンター
○○病棟　看護職員配置数	各病棟
歯科口腔外科からのお知らせ	口腔外科外来
	口腔外科外来
敷地、建物内全面禁煙	各病棟、総合案内、北玄関、PFM
ご相談ください　がんによる身体や心の痛みを	Aブロック、各病棟、PFM
NST　栄養サポートチーム	各病棟
院内における感染防止対策の取組事項	総合案内、北玄関、各病棟
【患者相談窓口】ご案内	各病棟、総合案内、北玄関、PFM
【患者相談窓口】ご案内	各病棟、総合案内、北玄関、PFM
ハイリスク分娩管理加算施設基準に係る院内掲示について	正面玄関
スタッフ（顔写真）	各病棟
救命救急センターを受診される患者様へのお願い	救命救急センター
相談支援室（がん相談支援センター）のご案内	化学療法室前、DブロックPFM、各病棟（西7、西9はリーフレット）
【ハイリスク妊産婦共同管理料Ⅰ】	東7階
医科点数表第2表第10部手術の通則の5及び6に掲げる手術に係る施設基準	正面玄関
当院では後発医薬品を使用しています	総合案内、PFM、中央カウンター、薬局、A～Dブロック、救命救急センター
慢性維持透析を行っている患者さまへ	透析室（待合）
回復期リハビリテーション病棟の実績指数等	西4階病棟
医療従事者の負担軽減及び処遇改善	職員食堂（当日のみ対応）、院内ホームページ（ご利用案内→医療従事者の負担軽減及び処遇改善）

資料7　当日の流れと担当割

関東信越厚生局による適時調査

時間	審査内容				
12:15 〜 13:15	厚生局及び医師会立会人到着予定				
	その他：　イベントルーム、控室に飲み物用意　イベントルーム（20本）、控室（5本）				
13:00	職員集合				
	時間厳守、マスク着用禁止、PHSマナーモード				
13:15	開始挨拶・メンバー紹介　　　　（病院側は院長が幹部のみ紹介）				
	審査員：全員（21人）　　　　　　　　　　司会：厚生局				
	参考者：小松本院長、高橋（孝）副院長、高橋（健）副院長、平野副院長、室久副院長、石原事務部長、勅使河原看護部長、久保田係長、久保田技師長、柳技師長、中村課長、柏瀬課長、野尻課長、須永係長、渡邊係長、松川係長、仁平課長、齊藤				
	清原主事（写真）、マイク用意				
13:20 〜 16:15	個別指導及び適時調査　　開始				
	個別指導　医師①	個別指導　医師②	個別指導　医師③	個別指導　事務（指導）	適時調査　薬剤部
	【内容】	【内容】	【内容】	【内容】	【内容】
	診療録監査（10名分）	診療録監査（10名分）	診療録監査（10名分） DPC委員会	一部負担金について （監査対象30名分）	薬剤部関連業務について
	【対応者】	【対応者】	【対応者】	【対応者】	【対応者】
	平野副院長（7509） 玉谷主事 岩下係長（カルテ操作） 増山主事（議事録）	室久副院長（7532） 須田（麻）主事 若林主事（カルテ操作） 渋谷係長（議事録）	伊藤部長（7558） 新藤主事 加藤主事（カルテ操作） 清野管理栄養士（議事録）	松本主事 西田係長 井手主事（議事録）	澄見副部長（7807） 和久井課長（7808） 薬剤部（議事録）
	講堂にて対応待機者 事務課長、仁平課長（7610）、柳技師長（7624）、久保田技師長（7627）、久保田係長（7804）、渡邊係長（7650）、 ただし、ラウンド場所による対応者の状況により上記変更有 フリー 井出副部長（7652）、化茂課長（7699）、赤間係長（7620）、井出係長（7813）、島田係長（7700）、松浦（7878）、				
	清原主事（写真）				
17:00	講評				
	審査員：全員（21人）　　　　　　　　　　司会：厚生局				
	参考者：小松本院長、高橋（健）副院長、平野副院長、室久副院長、石原事務部長、勅使河原看護部長、浦部参与、伊藤部長、ン科、栄養課、ME、事務課長、各対応者				
	小野寺主事（議事録）、清原主事（写真）、マイク用意				

及び個別指導の実施（当日の流れ）

日時　2019/07/30（火）

時間　13：15～

場所　講堂1、2

厚生局（イベント）、医師会立会人（控室）

対応者：井出副部長（7652）、花茂課長（7699）、赤間係長（7620）、松浦（7878）、小野寺主事（7840）

講堂1、2

浦部参与、伊藤部長、慶野副部長、本間副部長、小澤副部長、相澤師長、小林師長、内田師長、亀山師長、澄見副部長、和久井課長、（和）係長、齊藤（知）係長、事務課長、各対応者

講堂1、2

適時調査　看護①	適時調査　看護②	適時調査　事務（基）	適時調査　事務（特）	適時調査　事務（その他）
【内容】	【内容】	【内容】	【内容】	【内容】
看護管理	入院基本料関連	院内ラウンド（後日詳細有）	院内ラウンド（後日詳細有）	院内ラウンド（後日詳細有）
	（医療安全、感染対策、	施設基準充足状況	施設基準充足状況	施設基準充足状況
	褥瘡管理、栄養管理）			
【対応者】	【対応者】	【対応者】	【対応者】	【対応者】
勅使河原看護部長（7601）	慶野副部長（7736）	小此木課長（7617）	嶋田副部長（7604）	相場課長（7685）
本間副部長（7731）	小澤副部長（7710）	野村係長（7762）	山下係長（7702）	溢澤係長
看護部（議事録）	看護部（議事録）	萩原主事（議事録）	永澤主事（議事録）	伊藤主事（議事録）
		ラウンド場所（担当者）	ラウンド場所（担当者）	ラウンド場所　（担当者）
		① 東8階病棟	① 西9階病棟	① 正面玄関
		（三田（典）師長　7718）	（齋藤係長　7729）	
		② 入退院センター	② 西7階病棟	② リハビリセンター
		（福地課長　7647）	（三田（恵）師長　7727）	（須永係長　7649）
		③ 中央病歴管理室	③ 西4階病棟	③ 精神科作業療法室
		（花茂課長　7699）	（今井師長　7724）	（松川係長　7695）
			④ CCU病棟	④ 透析センター
			（早川師長　7713）	（北間師長　7735）
			⑤ 西3階病棟	
			（中山師長　7723）	
			⑥ 救命救急センター	
			（中山師長　7723）	

相澤師長（7734）、小林師長（7699）、別府看護師（7678）、阿部看護師（7811）、塩ノ谷看護師（7643）

小野寺主事（7840）

講堂1、2

慶野副部長、本間副部長、小澤副部長、相澤師長、内田師長、小林師長、亀山師長、薬剤部、放射線科、検査部、リハビリテーショ

資料8　個別指導の室内配置表

個別指導配置図

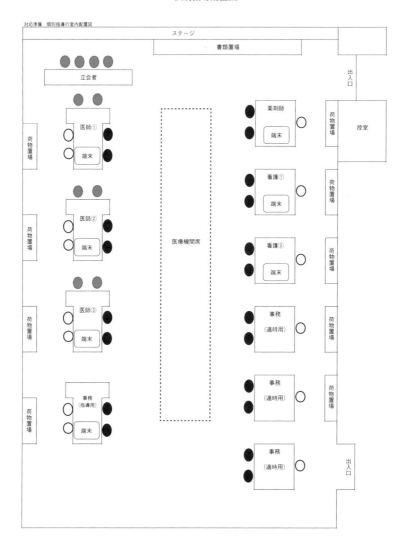

個別指導／適時調査　講評
***

　正式な報告書については後日、関東信越厚生局長名で通知する。

　改善を要する事項については、改善報告書を提出していただくため、迅速な対応をお願いしたい。

　算定要件を満たさない項目に関しては、自主返還をしていただく。

＜個別指導＞

Ⅰ　診療に係る事項

　1　傷病名

　（1）　傷病名について、不適切な例が認められた。

　　・傷病名の記載の一部に漏れがある（例：本態性血小板血症）

　　・部位や詳細な記載がない傷病名がある（例：湿疹、貧血、不整脈）

　　・急性・慢性の記載がない傷病名がある（例：心不全）

　　・左右の記載がない傷病名がある（例：糖尿病性網膜症、結膜炎、白内障）

　　・単なる状態や症状を傷病名欄に記載されている（例：疼痛、胸痛、関節痛）

　　・診療録と診療報酬明細書の傷病名が相違している

　　・検査、投薬等に医学的な診断根拠のない傷病名がある（いわゆるレセプト病名）

　（2）　傷病名を適切に整理していない例が認められた。

　　・長期にわたる「疑い」の傷病名がある

　　・長期にわたる急性疾患等の傷病名がある

　　・傷病名を重複して付与していた（例：糖尿病腎合併ありと糖尿病）

　　・正しい転帰が書かれていないものがある（例：死亡退院で病名転帰“治癒”）

　2　診療録等

　（1）　診療録への必要事項の記載について、不適切な例が認められた

　　　　　診療録は、保険請求の根拠であるため、医師は診療の都度、遅滞なく必要事項の記載を十分に行うこと

　　・症状、所見、日々の記載に漏れあり

　　・医師の診察に関する記録がなく、投薬等の治療が行われている

　　・医師法で禁止している無診療治療とも誤解されかねないので、直ちに改めること

　（2）　傷病手当金意見書交付料の算定に対しカルテ1号用紙の労務不能に関する意見欄がない

3　入院基本診療料・特定入院料等
（1）　入院診療計画書の内容が不十分だったものが認められた
・クリニカルパス用の入院診療計画書で、「症状」「主治医以外の氏名」において漏れあり
・一般の入院診療計画書で、「主治医以外の氏名」「入院期間」において漏れあり
・入院診療計画書で、「病棟（病室）」の記載がないものあり
・空欄があった。斜線を引くか、「特になし」と記載するように
（2）　救急医療管理加算１、救命救急入院料、ハイケアユニット入院医療管理料について、算定対象となる状態に該当しない患者に対して算定している例あり
・救急医療管理加算１については、命に係わる重篤な患者とし、その他を２と考えるべき
（3）　リハビリテーション実施計画書、看護計画書について、患者に分かりやすい内容ではなかった。また、入院診療計画書において、師長の氏名の記載がなく印鑑のみであった
（4）　各種説明に用いた文書を診療録で見ることができなかった
（5）　緩和ケアについて、実施計画書の作成者が不明
（6）　総合評価加算患者や患者家族への説明の記録がカルテに明記されていなかった
（7）　入退院支援加算２について前回入院日に算定していた
（8）　特定入院料において、症状詳記の内容が妥当ではないものがあった
（9）　褥瘡ハイリスクケア加算について、医師が具体的な指示をしたときのみ算定でき、記載がある必要があるケアの内容が診療録に記録されていなかった

4　医学管理等
（1）　悪性腫瘍特異物質治療管理料について、腫瘍マーカーの検査結果に対しての治療計画の要点が診療録に記載していない
（2）　退院時リハビリテーション指導料について、診療録に指導内容の要点の記載が不十分である。また、他院への退院患者に算定あり（※退院後自院通院時算定可）
（3）　診療情報提供料１について、添付資料がルールに準じていない
・処方の記録が見られなかった
・写しや添付の記録が確認できなかった
・紹介状への添付資料をカルテへ貼るか、記載するように
（4）　肺血栓栓塞症予防管理料算定患者の、医師評価が漏れていた

5 在宅医療
（1） 在宅療養指導料について、診療録に保健師または看護師への指示事項の
記載がない

6 検査・画像
（1） 呼吸心拍監視について、呼吸曲線、心電曲線、心拍数それぞれの観察結
果の記載がない
（2） 病理診断管理加算1（細胞診断）について、病理診断を専ら担当する常
勤医師が診断したという記録が確認できない
（3） 医学的に必要性が乏しい検査がされていた（例：プロカルシトニン）
（4） 検査結果を適宜評価し、治療に反映された記録がない
（5） 実施検査において、傷病名が付与されていない（例：ABO血液型、
Rh(D) 血液型、クリオグロブリン（定性））
（6） 段階的ではない検査が実施されていた
検査は、患者個々の症状・所見に応じて検査項目を選択し、段階を踏み、
セット検査を漫然と反復することなく、適切に行うこと
（7） 検査に対する病名が網羅的で、診断内容の記録がない
（8） 残尿測定について、医師の指示がなく実施していた
（9） 血液培養検査を全員に2回検査する必要はなく、2回請求はできない

7 投薬・注射
（1） 処方に対する傷病名が確認できない（例：イトラコナゾール）
（2） 適応外投与の例が認められた
・長期投与（例：サムスカ過剰投与）
・適用外投与（例：手術中のニトロール投与、経口摂取可能な患者のビタミ
ン剤注射）
・用法外（例：ソセゴンを点滴にて実施、食前・食間に内服する薬を食直後
指示）

8 リハビリテーション
（1） 疾患別リハビリテーションについて、リハビリテーション実施の起算日
に合せ、発症日をリセットしている事例が認められた（※再入院の場
合、起算日は変更不可）
（2） リハビリテーション早期加算と初期加算について、起算日に誤りがあっ
た
（3） 疾患別リハビリテーションについて、対象外の算定がされていた

9　精神科
（1）　退院精神療法や精神作業療法等、診療・治療に対する記載がないまたは
　　　不十分である

10　処置
（1）　人工腎臓について、障害者加算を対象外患者に算定していた（例：糖尿
　　　病患者）
　　　※糖尿病患者が対象になるのは、透析中に頻回の検査、処置を必要とする
　　　インスリン注射を行っている場合

12　手術
（1）　手術の説明において、予定日や合併症、予後等の説明がなかった
（2）　輸血の説明書に、使用量の記録が漏れているものがあった
　　　また空欄には、斜線を引くこと
（3）　算定された材料について、算定要件を満たしていないものがあった
　　　（例：体内留置24時間以内のバルーンカテーテル）

Ⅱ　管理・請求事務・施設基準等に係る事項
1　診療報酬明細書の記載等
（1）　実際の診療録の内容と診療報酬明細書上の記載が異なる（例：傷病名）
　　　診療報酬の請求に当たっては、診療録に請求の根拠がわかるように記載
　　　すること
（2）　主傷病名ではない傷病名を主傷病名としている

＜包括部分＞
・診断群分類に誤りがあった
・医学的に正しくない主病名の付与が確認された
　例：正；敗血症、誤；グラム陰性桿菌感染症（原因となった傷病名を付与す
　る）
・受傷原因の詳細な入力が漏れていた
＜診療明細書＞
・出来高算定のコードにおいて、誤りが認められた（例：正；110230、誤；
　180030）
・入院時併存病名、入院後発症病名について、病名付与年月日に不備あり
・傷病名の記載について、正しいところに記載されていない
・入院契機病名と入院時併存病名が正しいところに記載されていない例が認めら
　れた
・症状詳記の記載が画一的である

○その他コメント
- ・DPCコーディング委員会において、適切なコーディングをすることが目的に設置されていない。保険医は保険診療について知識を持っていることが前提である。DPCコーディング委員会（年4回開催必須・努力目標：毎月開催）において、傷病名の付け方を勉強していただきたい
- ・末期がんに関して、"治癒"という転帰である不備が見つかった
- ・入院診療計画書は、患者と医療者を結ぶツールであるため、充実した内容にしていただきたい

＜適時調査＞
【薬剤部門】
○検査、輸血について問題なし
- ・薬剤管理指導料と病棟薬剤師加算において、速やかに対応するように
- ・医薬品安全マニュアルについては、職員がすぐに見られるところに掲示するように

【看護部門】
○基本料、感染管理、医療安全について問題なし
- ・入院診療計画書について、一般の病棟から回復期リハビリテーション病棟への転棟の際は作り直しをしていないということで、カルテ記載をされていた。このまま記載を継続するように
○医療安全・感染地域連携加算について問題なし

【看護部門】
○褥瘡管理、栄養管理、患者サポート部門問題なし

【事務部門】
- ・医師の入退職に対して、整理するように
- ・現行の施設基準と掲示に不一致があるため、対応するように
- ・看護職員夜間配置加算について、夜間の看護師が3名配置されていないところがあった
- ・ハイリスク妊娠加算1・2について、実績がないため、辞退するように
- ・脳・運動器・呼吸器リハについて、他職種カンファレンスが必須であるが、実施されていない例が見られた

資料10　個別指導の指摘事項と改善報告

令和○年○月○日

○○厚生局長　様

医療機関コード　　　　○○—○○
名称　日本赤十字社栃木県支部足利赤十字病院
住所　栃木県足利市五十部町284番地1
開設者名　日本赤十字社　社長　○○　○○　印

改　善　報　告　書

　令和元年12月17日付け、関厚発1217第17号にて通知のございました指摘事項につきましては、次のとおり改善いたしましたので報告いたします。

指摘事項	改善結果（経過）
Ⅰ　診療に関する事項 1．診療録等 （1）　診療録への必須事項の記載について、次の不適切な例が認められたので改めること。診療録は、保険請求の根拠となるものなので、医師は診療の都度、停滞なく必要事項の記載を十分に行うこと（特に、症状、所見、治療計画等について記載内容の充実を図ること）。 ①診療録について、医師による日々の診療内容の記載が全くない日が散見される、又は画一的もしくは不十分である。 ②医師の診察に関する記載がなく、投薬、処置（人工腎臓）等の治療が行われている。 ③傷病手当金に係る意見書を交付した場合であるにもかかわらず、労務不能に関する意見欄への記載がない。	1． （1）　療養担当規則「診療録の記載」を遵守し、十分な記載を行うよう、全医師に指導しました。また、診療記録管理部門において診療録の質的監査をより厳しく実施し、特に、症状、所見、治療計画、日々の診療内容等について十分な記載を求めていくことと致しました。 ①診療録について、日々の病態に則した診療内容を遅滞なく記載するよう、各医師に指導し改善しました。 ②投薬・処置等を行う際は、診察に関する記載を十分行うよう各医師に指導し改善しました。 ③様式第1号を早急に整備するとともに、「労務不能に関する意見」欄を漏れなく記載するよう各医師に周知し改善しました。
2．傷病名 （1）　傷病名の記載又は入力について、次の不適切な例が認められたので改めること。 ①傷病名の記載が一部漏れている。 （2）　傷病名の内容について、次の不適切な例が認められたので改めること。傷病名は診療録への必要記載事項であるので、正確に記載すること。 ①医学的に妥当とは考えられない傷病名 　ア　急性尿細管障害の疑い ②実際には「疑い」の傷病名であるにもかかわらず、確定傷病名として記載しているもの 　ア　不整脈 ③急性・慢性の記載がない傷病名 　ア　心不全、湿疹、腰痛症	2． （1） ①傷病名は、誤りや漏れのない正確な記載をするよう各医師に指導し改善しました。 （2）　傷病名は診療録の重要事項であることから正確に記載するよう各医師に指導しました。また、医師事務作業補助者はその支援をすることとし更なる改善に努めます。 ①医学的根拠に基づき正確な傷病名を記載（登録）するよう全医師に指導し改善しました。 ②確定診断がつくまでの「疑い」の傷病名を確定傷病名と誤記載しないよう全医師に指導し改善しました。 ③急性・慢性の別を記載するよう全医師に指導し改善しました。

指摘事項	改善結果（経過）
④左右の別の記載がない傷病名 　ア　結膜炎、白内障、糖尿病性網膜症、緑内障	④左・右、両側また、上・下の別を正確に記載するよう各医師に指導し改善しました。
⑤部位の記載がない傷病名 　ア　湿疹、廃用症候群、皮膚そう痒症、慢性膿皮症	⑤傷病名に詳細部位を記載するよう各医師に指導し改善しました。
⑥詳細な傷病名の記載がない傷病名 　ア　貧血、関節痛	⑥傷病名は具体的かつ詳細に記載するよう各医師に指導し改善しました。
⑦病型の記載がない傷病名 　ア　糖尿病	⑦糖尿病については、1型2型の別を記載するよう各医師に指導し改善しました。
⑧単なる状態や傷病名ではない事項を傷病名欄に記載している。傷病名以外で診療報酬明細書に記載する必要のある事項について、摘要欄に記載するか、別に症状詳記（病状説明）を作成し診療報酬明細書に添付する。 　ア　疼痛、胸痛、慢性疼痛、悪心、関節痛	⑧単なる状態や、病名でない事項は傷病名欄に記載しないよう全医師に指導しました。 　また、傷病名以外で診療報酬明細書に記載が必要な事項については、摘要欄への記載をするよう、医師及び医事課へ指導し改善しました。
（3）　検査、投薬等の査定を防ぐ目的で付けられた医学的な診断根拠のない傷病名（いわゆるレセプト病名）が認められた。レセプト病名を付けて保険請求することは、不適切なので改めること。診療報酬明細書の請求内容を説明する上で傷病名のみでは不十分と考えられる場合には、摘要欄に記載するか、別に症状詳記（病状説明）を作成し診療報酬明細書に添付すること。	（3）　医師に対し、患者の症状に応じて適切な検査・投薬等を行う事を再度周知徹底を図り、いわゆるレセプト病名を慎み、医学的根拠のある傷病名を記載するよう指導し改善しました。 　また、傷病名以外で診療報酬明細書に記載が必要な事項については、摘要欄及び症状詳記への記載をするよう、医師及び医事課へ指導し改善しました。
（4）　傷病名を適切に整理していない例が認められた。傷病名には正しい転帰を付して、適宜整理すること。	（4）　医師は診療の都度、傷病名に適切な転帰を記載し病名を整理するよう指導し改善しました。
①長期にわたる「疑い」の傷病名 　ア　急性咽頭蓋炎の疑い	①②医事課は、長期にわたる「疑い」病名及び、長期にわたる「急性」病名を点検し、医師へ転帰の記載を依頼する事とし改善しました。
②長期にわたる急性疾患等の傷病名 　ア　低血糖	
③重複して付与している、又は類似の傷病名 　ア　「特発性間質性肺炎」と「間質性肺炎の疑い」 　イ　「慢性呼吸不全」と「慢性呼吸不全急性増悪」と「慢性Ⅰ型呼吸不全」 　ウ　「腎機能低下」と「慢性腎不全」 　エ　「2型糖尿病・合併症あり」と「2型糖尿病」 　オ　「回転性めまい」と「めまい症」と「内耳性めまい症疑い」と「めまい」	③医事課は、保険請求時に重複病名又は、類似病名を点検し、医師へ適正な病名整理をするよう依頼します。また、医師に対し、ア「特発性間質性肺炎」と「間質性肺炎の疑い」、イ「慢性呼吸不全」と「慢性呼吸不全急性増悪」と「慢性Ⅰ型呼吸不全」、ウ「腎機能低下」と「慢性腎不全」、エ「2型糖尿病・合併症あり」と「2型糖尿病」、オ「回転性めまい」と「めまい症」と「内耳性めまい症疑い」と「めまい」等、傷病名記載時には特に注意するよう指導し改善しました。
④その他、傷病名の整理が不適切な例 　ア　緑膿菌肺炎、大葉性肺炎、ぶどう球菌性肺炎、連鎖球菌性肺炎、気管支肺炎	④医師に対し、緑膿菌肺炎、大葉性肺炎、ぶどう球菌性肺炎、連鎖球菌性肺炎、気管支肺炎等の不適切な病名付与について、適切に整理するよう指導し改善しました。

指摘事項	改善結果（経過）
3．基本診療料 （1）　入院料について、次の不適切な例が認められたので改めること。 ①　入院診療計画 　ア　入院診療計画書の様式について、参考様式で示している以下の項目がない。 　　・病室 　イ　患者クリニカルパスを入院診療計画書として用いているものについて、参考様式で示している以下の項目がない。 　　・症状 　　・主治医以外の担当者名 　ウ　説明に用いた文章について、参考様式で示している以下の項目についての記載がない。 　　・主治医以外の担当者名 　　・推定される入院期間 　エ　説明に用いた文書について、記載内容が不十分である。 　　・その他（看護計画、リハビリテーション等の計画）の記載内容が画一的であり、個々の患者の症状に応じたものとなっていない 　　・担当する看護師の記名がなく、押印のみである 　　・記載事項のない欄についてその旨の記載又は斜線処理等をしていない （2）　入院基本料等加算について、次の不適切な例が認められたので改めること。 ①救急医療管理加算１及び２ 　ア　加算対象の状態ではない患者に対して算定している。 ②緩和ケア診療加算 　ア　緩和ケア診療実施計画書の記入者が不明である。 ③褥瘡ハイリスク患者ケア加算 　ア　褥瘡ケアの内容の要点を記載していない。 ④総合評価加算 　ア　総合的な機能評価の結果について患者及びその家族等に説明した内容の診療録への記載がない （3）　特定入院料について、次の不適切な例が認められたので改めること。 ①救命救急入院料１ 　ア　算定対象の状態でない患者に対して算定している。 ②ハイケアユニット入院医療管理料１	3． （1）　入院料を請求するに当たり、関連部署は書式の不備を早急に整備し改善しました。 ① 　ア　診療記録管理委員会において、入院診療計画書の参考様式に準拠するよう至急見直しを図り「病室」欄を追加し改善しました。 　イ　診療記録管理委員会において、クリニカルパスを入院診療計画書として用いるものについて「症状」及び「主治医以外の担当者名」欄を追加し改善しました。 　ウ　診療記録管理委員会において、説明に用いる文章に「主治医以外の担当者名」及び「推定される入院期間」欄を追加し、参考様式で示されるとおり内容の充実を図り改善しました。 　エ　看護部は、個々の患者の病態にあった看護計画を立案し、内容が画一的にならないよう指導し改善しました。また、リハビリ部門等に対しても当該計画欄について同様の指導をしました。 　　看護部は、「担当看護師」欄は押印のみでなく、氏名を記入すること、また、記載事項のない欄についてその旨の記載又は斜線処理するよう改善しました。 （2）　入院基本料等加算について、不適切な請求がないよう以下のように改善しました。 ①医師に対し、当該加算対象の重篤な状態であることが明確にわかるような診療記録への記載を指導しました。また、医事課は、加算対象の重篤な状態の記載が不明なものは加算２への減算又は算定しない事としました。 ②看護部は、緩和ケア診療実施計画書に記入者を明記するよう改善しました。 ③褥瘡ケア認定看護師は、実施したケアの内容を記載するよう改善しました。 ④看護部は、総合的な機能評価の結果説明を、入院診療計画書だけでなく、診療録にも記載するよう改善しました。 （3）　①②の特定入院料について、不適切な請求がないよう、「重症度・医療・看護必要度に係る評価票」を用いて基準を明確にしたうえで請求するよう改善します。また、医師に対し、当該入院料算定対象の状態であることが明確にわかるような診療記録への記載を指導

指摘事項	改善結果（経過）
ア 算定対象の状態でない患者に対して算定している。 4．医学管理料等 （1） 特定疾患治療管理料について、次の不適切な例が認められたので改めること。 ①悪性腫瘍特異物質治療管理料 ア 腫瘍マーカー検査の結果及び治療計画の要点について診療録への記載がない。 ②皮膚科特定疾患指導管理料（Ⅰ） ア 診療計画について診療録への記載がない。 ③入院栄養食事指導料 ア 診療録に医師が管理栄養士に対して指示した事項の記載がない。 ④在宅療養指導料 ア 保健師、助産師又は看護師への指示事項について診療録への記載がない。 （2） 肺血栓塞栓症予防管理料について、次の不適切な例が認められたので改めること。 ①肺血栓塞栓症を発症する危険性について評価したことが確認できない。 （3） 退院時リハビリテーション指導料について、次の不適切な例が認められたので改めること。 ①指導内容の要点について診療録等への記載が不十分である。 ②他医療機関に転医した患者に対して算定している。 （4） 診療情報提供書（Ⅰ）について、次の不適切な例が認められたので改めること。 ①交付した文書の項目欄（処方内容）への記載がない。 ②退院時診療情報等添付加算 ア 添付した写し又はその内容を診療録に貼付又は記載していない 5．在宅医療 （1） 在宅酸素療養指導管理料について、診療録に指示事項、指導内容の要点の記載がない不適切な例が認められたので改めること。 6．検査・画像診断・病理診断 検査・画像診断・病理診断について、次の不適切な実施例が認められたので改めること。 （1） 医学的に必要性が乏しい検査	しました。今後、基準を満たさない患者の請求はしないよう、適正な請求に努めます。 4 （1） 各種医学管理料の実施に際し、以下のとおり診療録へ適切な記載をするよう各医師に指導し、改善しました。 ①②当該指導管理料の実施に際し、検査結果・治療計画・診療計画の要点を記載するよう各医師に指導し改善しました。また、請求時、医事課は、点検を徹底し、記載が不適切な場合は医師事務作業補助者が医師の業務支援できる体制を構築しました。 ③当該指導料の医師指示は、「指示簿」に記載していましたが、現在は診療録へ記載するよう改善に向け運用を変更しました。 ④当該指導料の実施に際し、医師は担当看護師への指示事項を明記し、また、担当看護師は、指導内容・時間を記載するよう改善しました。 （2） ①当該管理料の実施に際し、ガイドラインに基づく評価表を使用し評価することを徹底し改善しました。 （3） リハビリ部門は、当該指導料実施に際し以下のとおり改善しました。 ①退院時リハビリテーション指導内容の記載書式を診療報酬点数表に則って改定しました。 ②退院時リハビリテーション指導が実施されても、転医時は医事システムへ連携させないよう、改善に向け運用を変更しました。 （4） 診療情報提供書について以下のとおり改善しました。 ①病院連携部門は診療情報提供書作成ツールにおいて、処方内容を複写できるシステムを広く医師に周知し、記載漏れの無いよう監査する運用としました。②添付した写しはスキャニングし診療録に貼付する運用に改めました。 5 （1） 当該指導管理料の実施に際し、医師へ指導内容、経皮的酸素飽和度等必要事項を診療録へ記載するよう指導しました。請求時、医事課は監査・確認を徹底し、不適切な記載時は医師事務作業補助者が支援する体制に改めました。 6 （1） 検査部運営委員会は、不適切な検査が実施されないよう、以下のとおり改善しました。

指摘事項	改善結果（経過）
①結果が治療に反映されていない検査 　ア　検体検査 　　・プロカルシトニン（PCT）定量、（1→3）-β-D-グルカン、ABO血液型・Rh(D)血液型、クリオグロブリン定性 ②段階を踏んでいない検査 　ア　検体検査 　　・傷病名に対して検体検査が網羅的であり過剰である ③必要以上に実施回数の多い検査 　ア　検体検査 　　・細菌培養同定検査（血液又は穿刺液） （2）　その他不適切に実施した検査・画像診断・病理診断 ①呼吸心拍監視 　ア　診療録に観察した呼吸曲線、心電曲線、心拍数のそれぞれの観察結果の要点の記載がない。 　イ　医学的に必要性の乏しい患者に対して算定している。 ②画像診断 　ア　単純撮影の写真診断について、診療録に診断内容の記載がない。 　イ　コンピューター断層診断（CT）について、診療録に診断内容の記載がない。 ③病理診断管理加算1 　ア　病理診断を専ら担当する常勤の医師以外が病理診断を行っている。 ④　その他 　ア　医師の指示なく実施している検査。 　　・残尿測定検査	①画一的に行われるセット化された検査を控え、患者個々の傷病にあった適切な検査を行うよう各医師へ周知し改善しました。 ②各種検査については、スクリーニング的に多くの検査を実施せず、患者の個々の症状に応じ必要項目を段階的に実施するよう各医師に周知し改善しました。 ③細菌培養検査について段階を踏んで検査する事で、必要以上に過剰な検査を控えるよう医師に指導し改善しました。 （2） ①医学的な必要性に応じて実施された呼吸心拍監視については、その観察結果の要点を診療記録に記載するよう医師、及び看護部門に指導、また、医事課は監査・確認を行い、観察結果が明記されていないときは請求をしないこととしました。 ②単純撮影の写真診断、及びCT撮影については、診療録に診断内容を記載するよう各医師に指導しました。また、診療録監査部門において監査を実施し診療録の質の向上に努めます。 ③病理診断管理加算1の細胞診断において誤った請求があったため、現在は、当該医師以外の場合は請求しないよう改めました。 ④残尿測定において医師の指示にて施行されているが、一部診療録にその記載がないものがあったため、現在は必ず医師の指示を記載するよう徹底しました。
7．投薬・注射、薬剤料等について 　以下の不適切な例が認められた。保険診療において薬剤を使用するに当たっては、医薬品医療機器等法承認事項を遵守すること。 （1）　次の適応外投与の例が認められたので改めること。 ①適応症のない患者に対するイトコナゾール内用液の処方箋 ②医学的に必要性の低い患者に対するサムスカ錠の投与 ③適応症のない患者に対するケトプロフェンテープ40mgの投与 ④手術中のニトロールの投与 （2）　次の用法外投与の例が認められたので改めること。	7 電子カルテ使用端末に「薬品情報検索」ツールを整備し、保険診療において適切な投薬・注射を行い当該法令の遵守に努めるよう改善しました。 （1） ①、②、③、④薬事委員会から、医師に対し、患者個々の症状・状態に適した投薬・注射を選択し、適応・用法・用量等、当該法令承認事項に遵守したオーダーをするよう周知しました。また、入院患者の投薬については、病棟担当薬剤師により監査を徹底するよう改善しました。 （2）

指摘事項	改善結果（経過）
①ソセゴン注射液15mg ②沈降炭酸カルシウム錠 ③ツムラ芍薬甘草湯エキス顆粒（医療用） ④ケトプロフェンテープ40mg （3）　次の用法用量の合致しない例が認められたので改めること。 　　①サムスカ錠（心不全における体液貯留の場合 　　　1日15mgのところ7.5mgの投与）	①、②、③、④薬事委員会から医師に対し、医学的根拠に基づき、当該法令承認事項を遵守した投薬・注射オーダーをするよう周知します。また、病棟担当薬剤師は監査を徹底するよう指導します。 （3） 　　①電子カルテ使用端末に「薬品情報検索」ツールを整備しました。薬事委員会から医師に対し、傷病名にあった用法用量を遵守するよう指導し改善しました。
（4）　経口投与が可能であるものについて、注射により薬剤を投与している。注射については、経口投与することができないとき、経口投与による治療の効果を期待することができないとき、特に迅速な治療をする必要があるとき、その他注射によらなければ治療の効果を得ることが困難であるとき等、使用の必要性について考慮した上で行うこと。 　　①ビタミンC注「フソー」－500mg、ビタメジン静注用	（4） 　　①医師に対し、ビタミンC注、ビタメジン静注について、経口投与が可能である患者に投与しないよう注意し、経口投与による治療の効果を期待することができないとき、特に迅速な治療をする必要があるとき、その他注射によらなければ治療の効果を得ることが困難であるときはその使用の必要性について、診療録に記載するよう指導しました。病棟担当薬剤師は監査を徹底するよう指導し改善しました。
8　リハビリテーション （1）　疾患別リハビリテーションについて、次の不適切な例が認められたので改めること。 　　①適応及び内容 　　　ア　対象疾患以外の患者に対して算定している。 　　　・心大血管疾患リハビリテーション料（1） 　　　・呼吸器リハビリテーション（Ⅰ） 　　②リハビリテーションの起算日 　　　ア　同じ疾病のリハビリテーションを継続して行う場合に、発症日をリセットしている。	8 （1） 　　①リハビリテーション部門は、リハビリオーダーを受ける際、依頼内容を把握し、適切な疾患別リハビリを行うよう改善しました。また、実施したリハビリは医事請求システムと連携しているため、医事課は傷病名との整合性の確認を強化し質の高い診療報酬請求に努めます。 　　②起算日の確定は、継続して行われるリハビリ（再入院時等）について発症日をリセットしないよう、各リハビリ部門係長の責任において電子カルテに記載するよう改善しました。
9.　精神科専門療法 （1）　通院精神療法について、次の不適切な例が認められたので改めること。 　　①診療の要点の診療録への記載が不十分である。	9 （1） 　　①医師に対し、当該専門療法についてその要点を診療録へ記載するよう指導し改善しました。
10.　処置 （1）　人工腎臓について、次の不適切な例が認められたので改めること。 　　①障害者等加算 　　　ア　糖尿病の病名のみで、頻回の検査、処置がない患者に対して算定している。	10 （1） 　　①透析中に頻回の検査処置を伴わない糖尿病患者（インスリン使用）に障害者加算を請求していた事例については、早急に改めました。今後は請求担当者の監査を強化します。
11.　手術 （1）　手術について、次の不適切な例が認められたので改めること。 　　①手術の内容、合併症及び予後等の説明文書が画一的又は不十分である。	11 （1） 　　①同意書検討部会において、説明文の見直しを行い、適切な説明文になるよう改善しました。

指摘事項	改善結果（経過）
（2）　輸血料について、次の不適切な例が認められたので改めること。 ①文書での説明に当たって、参考様式で示している項目の一部（使用量、必要性）の記載がない。	（2） ①輸血運営委員会において、早急に書式の見直しを行い、使用量・必要性について参考様式のとおり追加します。また、文書に沿った十分な説明に努めます。
Ⅱ　管理・請求事務に係る事項 1．診療報酬明細書の記載等 （1）　摘要欄の記載について ①摘要欄の記載に誤りがある。	Ⅱ 1 （1） ①医事課は、診療報酬明細書の点検を強化し質の高いレセプト作成に努めます。
2．基本診療料 （1）　入院基本料、入院基本料等加算について、次の不適切な例が認められたので改めること。 ①入退院支援加算2 　ア　入院期間が通算される前回の退院の日に算定している。 ②症状詳記の記載について 　ア　医学的に妥当で適正な記載内容となっていない。	2 （1） ①当該加算について、医事課は、通算される前回の退院日に算定した場合は、速やかに修正し、診療情報管理士はその確認を徹底します。 ②症状詳記は、医学的に妥当で適正な記載を心掛け、画一的な記載を改めます。
3．リハビリテーション （1）　リハビリテーションについて、次の不適切な算定例が認められたので改めること。 ①早期リハビリテーション加算及び初期加算について、誤った起算日に基づいて算定している。	3 （1） ①当該加算において、起算日の確定は、各リハビリ部門係長の責任において電子カルテに記載するよう改善しました。
4．特定保険医療材料等 （1）　算定要件を満たしていない特定保険医療材料を算定している例が認められたので改めること。 ①24時間以上体内に留置していない膀胱留置用ディスポーザブルカテーテル	4 （1）　特定保険医療材料の使用は、医事システムに連携しているため、医事課は請求時に監査・確認を徹底します。 ①医事課は、正確な診療報酬請求のための、監査・確認を徹底するよう努めます。
Ⅲ　包括評価に係る事項 1．診断群分類及び傷病名 （1）　妥当と考えられる診断群分類番号と異なる診断群分類番号で算定している次の不適切な例が認められたので改めること。 ①「最も医療資源を投入した傷病名」（ICD－10傷病名）の選択が医学的に妥当ではない。 　ア　実際には「突発性湿疹（B082）」であるところ「脱水症（E86）」を選択 　イ　菌血症でない患者であるにもかかわらず「菌血症（A499）」を選択	Ⅲ 1 （1） ①診療報酬DPC委員会から、医師に対し、診断群分類について、医療資源を最も投入した、医学的に妥当と判断される適切な診断群分類番号を選択するよう、周知します。また、診療情報管理士は、コーディングテキストに適した医療資源病名の選択がなされるよう支援し、選択に誤りがないか、監査を徹底していきます。
2．包括評価用診療報酬明細書 　包括評価用診療報酬明細書の記載について、次の不適切な例が認められたので改めること。 （1）　「転帰」の選択が不適切である。 ①誤って「治ゆ」を選択。	2 （1） ①正確な転帰記載をするよう努めます。

指摘事項	改善結果（経過）
（2）「傷病情報」欄について記載が不適切である。 ①「主傷病名」の記載が不適切である。 ②診療録に記載した傷病名で、「入院時併存傷病名」に相当する傷病名があるにもかかわらず、欄の一部が空白になっている。 ③「入院時併存傷病名」と「入院後発症傷病名」について、正しい区分に記載していない。	（2） ①主傷病名の正確な記載に努めます。 ②③「入院時併存傷病名」と「入院後発症傷病名」の記載について、一部誤った解釈があったことを改め、現在は適正な傷病名の記載を行っております。また、請求時の監査・確認を徹底するよう周知しました。
（3）その他 ①入院の診療をしていないのにもかかわらず算定している。 ②症状詳記の記載が画一的である。	（3） ①外泊から診療を伴わず退院した場合、退院日を遡るよう修正します。現在、外泊から診療を伴わない退院は行っておりません。 ②症状詳記は画一的にならず、患者個々の症状にあった記載をするよう各医師・医事課へ指導し改善しました。
3．包括評価に関わるその他の事項 （1）包括範囲について、理解が誤っている次の例が認められたので改めること。 ①術後疼痛に対して、術後に使用した薬剤を手術薬剤として出来高で算定している。 　ア　アナペイン2mg/mL、アナペイン7.5mg/mL、リドカイン塩酸塩注射液1％、レミフェンタニル静注用2mg ②術後疼痛に対する注射を実施するために使用した特定保険医療材料 　ア　携帯型ディスポーザブル注入ポンプ・PCA型	3 （1） ①手術室運営委員会において、術後疼痛に対して術後に使用する薬剤は、手術システムから医事システムへ連携送信する現行の運用を改善するよう検討しております。現在は医事課請求担当者が術後疼痛に対する薬剤を出来高算定しないよう目視し確認しています。 ②術後疼痛に対する注射を実施するためのPCA型ポンプを使用した時は、出来高算定から削除するよう改めました。
（2）適切なコーディングに関する委員会について、次の不適切な事項が認められたので改めること。 ①コーディング委員会が、適切な診断を含めた診断群分類の決定を行う体制を確保することを目的として設置されていない 　ア　委員会が、診療報酬の多寡に関する議論を行う場となっている	（2）診療報酬DPC委員会において、DPCコーディングテキストを活用し、適正な開催内容となるよう改善しました。 ①当該委員会の目的を「適切な診断を含めた診断群分類の決定を行う体制を確保する」ことと改め、DPCコーディングテキストを活用し適切な委員会を運営します。

資料11　適時調査の指摘事項と改善報告

令和○年○月○日

○○厚生局長　様

医療機関コード　　　　○○─○○
名称　日本赤十字社栃木県支部足利赤十字病院
住所　栃木県足利市五十部町284番地1
開設者名　日本赤十字社　社長　○○　○○　印

改　善　報　告　書

　令和2年1月23日付け、関厚発0123第23号にて通知のございました指摘事項につきましては、次のとおり改善いたしましたので報告いたします。

指摘事項	改善結果（経過）
Ⅰ　基本診療料に係る事項 1．入院基本料等加算の施設基準等 （1）　看護職員夜間配置加算 　　　看護職員夜間12対1配置加算1について、次の不適切な例が認められたので改めること。 　ア　各病棟における夜勤を行う看護職員数が3以上となっていない。	Ⅰ（1） 　看護部は、勤務計画表を作成する際、病棟毎の夜勤者が3人以上配置していることが分かる書類を作成し管理しています。また、入院患者数に関わらず、夜間帯における看護職員数が常時3人以上配置するよう周知徹底し、体制不備とならないよう改善しました。
Ⅱ　特掲診療料に関する事項 1．ハイリスク妊産婦連携指導料 （1）　ハイリスク妊産婦連携指導料1及び2について、次の不適切な例が認められたので改めること。 　ア　精神疾患を有する妊婦又は出産後2月以内である患者について、直近1年間の市町村又は都道府県との連携実績がない。	Ⅱ（1） 　ハイリスク妊産婦連携指導料において、精神疾患を有する妊婦又は出産後2月以内である患者について、市町村又は都道府県との連携実績は年に数件あるが、連携実績を把握出来ておらず、今後関連部署と連携し、実績を把握するよう改善いたしました。
Ⅲ　一般的事項 1．保健医療機関の現況 （1）　届出事項 　　　届出事項変更届を提出していない例が認められたので改めること。 　ア　保険医の異動 （2）　掲示事項 　　　掲示事項について、次の不適切な事項が認められたので改めること。 　ア　届け出している施設基準を誤って掲示している。 ・がん患者指導管理料イ及びロ ・乳腺悪性腫瘍手術	Ⅲ（1） 　2019年6月30日付け勤務され、届出事項変更届出がされていなかった医師については、保険医療機関届出事項変更（異動）届を提出し改善いたしました。 　今後においては、変更の届出漏れが発生しない様、業務フローの改善を行います。 （2） 　ア　届け出している施設基準の掲示については、施設基準の通則に基づき、正確に記載するよう改善しました。

指摘事項	改善結果（経過）
イ　保険外併用療養費に関する事項を掲示していない。 ・医薬品、医療機器等の品質、有効性及び安全性の確保等に関する法律第14条第1項又は第19条の2第1項の規定に基づく承認を受けた医薬品の投与。	イ　医薬品、医療機器等の品質、有効性及び安全性の確保等に関する法律第14条第1項又は第19条の2第1項の規定に基づく承認を受けた医薬品の投与に対する掲示をいたしました。

資料12　管理会議における結果報告（プレゼンテーション資料）

個別指導・適時調査　結果報告（管理会議）

関東信越厚生局による
指導結果について

1月23日（木）
2019年度　第10回　管理会議
医事課・医療情報課

 足利赤十字病院
日本赤十字社
Japanese Red Cross Society

はじめに

足利赤十字病院

関東信越厚生局及び社会保険医療担当者の個別指導
及び適時調査

日時：2019年7月30日（火）　指導員：21人

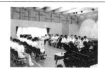

結果・・・**再指導**

指摘事項　（一部抜粋）

I　診療に関する事項　（診療録や傷病名など）

◇　診療録について、医師による日々の診察内容の記載が全くない日が散見される、又は画一的もしくは不十分である

◇　傷病名の記載が一部漏れている為正確に記載すること
　　（急性・慢性、左右、部位、病型など）

◇　検査、投薬等の査定を防ぐ目的で付けられた医学的な診断根拠のない傷病名（いわゆるレセプト病名）が認められた。説明する上で、疾病名のみで不十分の場合は、症状詳記を添付すること

指摘事項　（一部抜粋）

I　診療に関する事項　（検査、画像、投薬、注射等）

◇　呼吸心拍監視について、診療録に観察した呼吸曲線、心電曲線、心拍数の観察結果の記載がない

◇　単純撮影の写真診断、コンピューター断層診断（CT)について、診断内容の記載がない

◇　経口投与が可能であるものについて、注射により薬剤を投与している。経口投与することが出来ない、経口投与による治療の効果が期待できないとき、迅速な治療をする必要があるとき等、使用の必要性について考慮した上で行うこと

指摘事項　（一部抜粋）

I　診療に関する事項　（基本診療料や医学管理料など）

◇　救急医療管理加算、救命救急入院料など、診療記録から算定対象の状態であることが読み取れない

◇　総合評価加算における総合的な機能評価の結果について、患者及び家族等に説明した内容が診療録への記載がない

◇　腫瘍マーカー検査の結果及び治療計画の要点について診療録への記載がない

◇　肺血栓塞栓症予防管理料について、発生する危険性について評価したことが確認できなかった

再指導に向けて・・・

足利赤十字病院

医師へお願いしたいこと

◇ 療養担当規則「診療録の記載」を遵守し、十分な記載をお願いします。特に画像を含む各種検査等は、患者個々の症状により段階的にオーダーし、結果の記載をお願いします

◇ 傷病名は医学的根拠に基づき、詳細に記載してください

◇ 各種指導管理料の指導内容の記載をお願いします

◇ 診療記録管理部門からの監査結果により、カルテ記載を依頼されることもあるかと思いますが、ご対応をお願いします

再指導に向けて・・・

足利赤十字病院

看護部・薬剤部・検査部等へお願いしたいこと

指摘事項及び改善結果報告を参考に・・・

◇ 各種文書の整備を、早急にお願いします
　　・入院診療計画書　　・輸血説明書　等

◇ 必要事項の記載、記録をお願いします

◇ 必要に応じ医師のサポートをお願いします

まとめ

足利赤十字病院

再指導に向けて・・・

関係される部署をはじめ、各種委員会及び部会で指摘事項を改善し、精度の高い保険診療を構築する必要がある

職員一丸となって改善に取り組むよう、
ご協力のほど宜しくお願いします。

第3章

完全再現　厚生局の質問と病院の回答と対応
～個別指導・適時調査への対応の実際～

厚生局の質問と病院の回答・対応を紙面上で再現

　足利赤十字病院では、個別調査・適時調査における厚生局からの質問、病院の回答について克明に記録した。第3章では、厚生局の質問と足利赤十字病院における回答を紙面上で再現した。

Ⅰ　個別指導
　1　医師①　診療録監査
　2　医師②　診療録監査
　3　医師③　診療録監査（DPC 委員会）
Ⅱ　適時調査
　1　事務（一部負担）
　2　薬剤、検査
　3　看護①
　4　看護②
　5　事務（基本診療料①）
　6　事務（基本診療料②）
　7　事務（特掲診療料①）
　8　事務（特掲診療料②）
　9　院内ラウンド

個別指導・適時調査における厚生局の質問と病院の回答

領　域：個別指導　医師①診療録監査

対応者：外科部長、医事課主事、医療情報課主事

◆→厚生局　◇→足利赤十字病院

厚生局の質問（個別指導）	病院の回答
<患者①>	
◆　主病名は感染性腸炎ですか。	◇　はい。
◆　呼吸リハをしていますが、慢性気管支炎は入院時にあったのですか。	◇　入院時、既往にあります。
◆　心房細動はあったのですか。	◇　ありませんでした。脱水はありました。
◆　鉄欠乏性貧血はあったのですか。	◇　入院時はありませんでした。Hb は9.4です。
◆　なるべく患者の既往歴は統計にもかかわるので傷病名はしっかりと入れてください。	◇　はい。
◆　（入院診療計画書）書式はこれですか。	◇　はい。
◆　病室を入れたほうがいいでしょう。	◇　はい。
◆　看護師の名前は記載されていますか。	◇　下に記載されています。
◆　医師は一人ですか。	◇　科にもよりますが、この時は一人のようです。
◆　最初来院したのは10時03分、午後ですか。	◇　午前でした。
◆　病院は土曜日は休みですか。	◇　2週目は休みになるので、来院したのは休みの日です。
◆　治療についてですが、アムロジピンを使用しているなら高血圧を傷病名に入れたほうがいいでしょう。	◇　入院時、併存病名としてですか。
◆　そう。	
◆　ランソプラゾールはなぜ使用していたのですか。	◇　持参薬にあったものです。
◆　併存傷病名に高血圧と逆流性食道炎は必要ですか。	◇　はい。
◆　抗生剤のセフメタゾールナトリウムは WBC が高かったから使用していたのですか。	◇　WBC は5200、CRP は17.2でした。
◆　血液培養はしていますか。	◇　はい。
◆　傷病名がわかるところを見せてください。	◇　（カルテ提示）
◆　脱水、2型糖尿病、腸炎ですか。	◇　はい。
◆　血液培養をしたということで、それにかかわる傷病名をしっかりと入れてください。	◇　はい。
◆　コーディングデータ集計表にある、ソセゴンは点滴ですか。	◇　生食100ml で落としました。
◆　15日に1本使用していますが、なぜですか。	◇　高齢者だったので、痛みのとれ具合いを確認しながら、ゆっくり使用しました。
◆　容量をしっかり守ってください。	◇　はい。
◆　19日から食事開始ですか。	◇　15日からです。
◆　ビタミン剤は1日くらい重なってもいいですが、食事が始まったらやめてください。	◇　はい。

厚生局の質問（個別指導）	病院の回答
◆ 入院前は食べられていた方ですか。	◇ はい。
◆ 発熱はありましたか。敗血症をなぜ疑ったのですか。なぜ血液培養を2回やったのですか。	◇ 血液培養を行う時は2回という運用になっています。場所をかえて2回という院内ルールがあります。
◆ 誰でも2回というのは間違っています。	◇ はい。
◆ 保険算定的には2回請求することはやめてください。	◇ はい。
◆ 敗血症は傷病名に入っていますか。	◇ 入っていません。
◆ 心不全はありましたか。	◇ 心不全にはなっていません。
◆ Dダイマーは長期臥床の場合にとりますが、全例にとっているのですか。	◇ 来院時はショック状態でした。BP170、レート160でした。DICの可能性を考え、Dダイマーをとりました。
◆ 13～17日に呼吸心拍監視を算定していますが、算定要件の内容はカルテに記載していますか。	◇ 書いていません。
◆ 1日1回でいいので、必ず書いてください。	◇ はい。
◆ （リハビリテーションの総合実施計画書を確認）	◇ （リハビリカルテ記録提示）
◆ 患者サインが10月26日、リハビリを始めたのは10月27日ですが、17日に説明しているのですか。	◇ 17日に説明・同意を得たという記載があります。
◆ なぜ26日にサインがあるのですか。開始時に同意をもらっていないということになるのではないですか。	◇ 本人の病状や認知面、家族の事情で来院できず、サインをいただけないことがあるのです。
◆ わかりました。	
◆ 慢性気管支炎は入院時の傷病名にありません。	◇ 症状はありませんでしたが、CTの所見で慢性気管支炎疑いとコメントがありました。
◆ 入院時の高血圧などのほかに慢性気管支炎も傷病名に入れて治療を行うようにしてください。	◇ はい。
◆ 外来はここに来ていたのですか。	◇ 来ていません。
◆ この病院に来る場合は、退院時リハビリテーション指導料がとれます。	◇ はい。
◆ 診療情報提供料、退院時情報添付について、添付データはありますか。	◇ 採血のデータを添付しています。
◆ 慢性気管支炎があるのであれば、CTなども付けてあげるべきです。	◇ はい。
◆ 概ね良好ですね。傷病名はしっかり入れるようにしてください。	◇ はい。
<患者②>	
◆ 10月に傷病名として終わっていますものは整理するようにしてください。	◇ はい。
◆ 5日に入院したのですか。	◇ はい。
◆ B型、C型肝炎は血液凝固の確認はいりません。中止していいのではないですか。	◇ はい。
◆ 10月1、4日に外来に来たのですか。10月1日の外来カルテはどれですか。4日のカルテもありますか。	◇ （カルテ提示）HOTを導入していて、定期的に呼吸器に診察に来ていました。

厚生局の質問（個別指導）	病院の回答
◆ 呼吸不全の原因は何ですか。	◇ 間質性肺炎です。
◆ 腹腔内腫瘤の疑いはどうしてなのですか。なぜ傷病名に入れたのですか。10月1日のCTの結果からですか。	◇ （画像診断報告書提示）疼痛があったので、疑いとしてCTを撮りました。
◆ 膵炎疑いとして撮るので十分です。	◇ はい。
◆ 不整脈はあったのですか。	◇ 不整脈の指摘はありません。
◆ 心筋梗塞疑いまでいれてありますが、心電図所見はありますか。傷病名はいらないものはいりません。	◇ はい。
◆ このケースは、間質性肺炎急性増悪のみでいいです。	◇ はい。
◆ 呼吸不全はⅠ型でいいですか。	◇ はい。
◆ DPC病名に肺線維症がありますがこれはどこからですか。	◇ （画像診断書提示）画像で指摘があったのは、2015年9月です。
◆ 心臓は悪くなかったのですか。	◇ 狭心症がありました。循環器内科で心カテを行い、A評価となっていました。
◆ それであれば、併存病名に狭心症を入れるべきです。	◇ はい。
◆ 発症傷病名の高コレステロール血症の順番がおかしいです。この方の治療を最も左右する4つを入れるようにしてください。	◇ はい。
◆ （リハビリテーション実施計画書を確認）16日に退院ですか。先ほどの方は退院時リハビリテーション指導料をとれませんが、この方は外来にかかるようなので、指導料はとれます。	◇ はい。
◆ 退院時診療情報提供書は10月25日付になっていますが、退院したのは10月16日ですか。	◇ 一度退院した後に呼吸苦があり、近隣のAA病院に受診希望があったので、10月25日に紹介状を作成しました。
◆ 実際に受診したのですか。	◇ はい、受診しました。
◆ 10月29日に入院して、その時に初めて呼吸不全という診断になるのですか。その病名はこの時が初めてなのですか。	◇ もともと在宅酸素をしていました。2回目の入院の時（10月29日）はSpO$_2$の低下はなく、病態上、急性増悪とはつけられませんでした。
◆ 主病名は何ですか。	◇ 経口摂取量が低下していました。リハビリテーションと栄養管理目的の入院でした。
◆ 今の話を聞くと、救急医療管理加算1はとれないのではないですか。呼吸不全で重篤な状態なのかどうか。1回目の入院時はよいと思うが。実際、経口摂取とリハビリだから、呼吸不全で重篤な状態ではありません。本人の訴えは重篤だったとは思います。	◇ はい。
◆ （在宅酸素についてカルテで確認）	◇ （在宅酸素療法指導管理料を提示）
◆ 酸素の量などをしっかり書くようにする必要があります。	◇ カルテにですか。
◆ インスリン量も同じで、毎回同じではなく、単位などをカルテに書くようにしてください。	◇ はい。
◆ もれなくとれるというものではありません。具体的な数字を書くようにしてください。	◇ はい。

厚生局の質問（個別指導）	病院の回答
◆ 10月1日に血液検査をしていますが、外来での評価を書いていますか。	◇ （カルテ提示）
◆ 検査代よりも、評価・判断料のほうが高いです。しっかりとカルテ記載してください。	◇ ピックアップする形でよいですか。
◆ ピックアップでもよいですが、その場合は「他は大丈夫」などと記載してください。	◇ はい。
◆ 退院診療添付加算はなんで添付したか書いてありますか。	◇ （カルテ提示）
◆ 何をつけたか。つけたものを貼るなどするべきです。	◇ はい。
◆ 何を添付したかを書けばよいです。いつも退院時添付加算はどうしていますか。	◇ 記載していません。
◆ 必ず記載するようにしてください。	◇ はい。
<患者③>	
◆ 救急医療管理加算でいいのですか。	◇ 高齢であったため、CTで腸管内に出血がみられていました。Alb4.2と高く、脱水があり、補正するとAlbも2.8まで低下しました。また便が大量にあり、多いと11回出ていました。入院時嘔吐もみられ、頻呼吸もありました。全身状態の重篤な状態と判断しました。
◆ 1か2か、どう考えるのですか。1は命にかかわるようなものです。このケースは2にしてください。	◇ 嘔吐＋けいれんがありました。実際に救急搬送もされています。意識消失もあったと旦那の訴えがありました。
◆ 現状を見ているのは先生だけです。（診療情報提供書を確認）	
◆ 他に併存病名はありませんか。	◇ S状結腸癌術後があります。
◆ イレウス疑いもあるため、入れたほうがいいでしょう。	◇ はい。
◆ 診療情報提供料（退院時情報添付加算）は算定していますか。	◇ 加算をとっています。虚血性腸炎だったので採血データをつけています。
<患者④>	
◆ この方はリュープリンを使用したのですか。	◇ 出血があったためです。子宮筋腫の方でした。
◆ 救急医療管理加算は1、2どちらにしましたか。	◇ もともと血圧が高く130で推移していました。しかし、来院時は110。Hbも2下がっていました。
◆ 輸血はしたのですか。	◇ していませんが、脱水と出血があったため、重篤な状態と判断しました。3日前から出血があり、食事もとれていませんでした。
◆ 1というのは、輸血をバンバンしないとダメな状態、手術とか内視鏡を緊急で行わなければならないとか。輸血しないで、貧血で1はとれません。1でとれないときに2でとれるように2をつくっているのです。輸血をしなくてすんだのであれば、2でとるようにしてください。 1と2の使い分けをお願いします。	◇ この病院は1が多いので、病院として検討してほしいということですか。
◆ そうです。	

厚生局の質問（個別指導）	病院の回答
◆ Dダイマーは長期臥床や高齢でとるのはわかります。スクリーニングに注意してください。	◇ はい。
◆ 入院栄養食事指導料は、先生が栄養士にどういう食事指導をするように言ったのですか。伝票ではなくてカルテに指示を記載して下さいというのが要件に書いてあります。お金としてとれるのは、どういうことをやっても医師が指示したもののみです。栄養指導だけではなく、リハビリテーション、褥瘡ハイリスクも同じです。	◇ （カルテ提示）依頼票があります。この指示のもと行っています。
◆ カルテに書くようにして下さい。	◇ 栄養指導の依頼について指示簿に指示がありますが、それはだめですか。
◆ オーダー表ではなく、カルテに記載が必要です。青い保険の本に書いてありますから、保険算定のルールを守ってください。	◇ どのくらいの記載が必要ですか。
◆ 熱量、蛋白質、塩分、炭水化物くらい書いてあればよいでしょう。	◇ 栄養指導を行うなどと記載すればよいですか。
◆ それでいいでしょう。	
＜患者⑤＞	
◆ 病名に慢性か急性か記載するようにしてください。詳細に部位についても傷病名に記載するようにしてください。	◇ 左右とかですか。
◆ そう。症状名は傷病名にはなりません。	◇ （カルテ提示）
◆ （10月9日の診療情報提供書を確認）	
◆ データは何をつけたのですか。	◇ 採血とCD-Rです。
◆ 検査結果の評価は記載していますか。	◇ はい。
◆ 併存傷病名は慢性心不全、高血圧症、高脂血症ですか。気管支喘息はずっとあるのですか。手術にもかかわりもあるので、患者の治療に影響あるものを書くようにしてください。	◇ はい。
◆ 出血傾向はありますか。	◇ 術後ということですか。
◆ 逆流性食道炎は併存傷病名に入ります。	◇ はい。
◆ カリウムは術後に低かったのですか。	◇ （カルテ提示）
◆ どうして10月29日に傷病名として低カリウム血症が入っているのですか。病名をつけるタイミングをしっかりしてください。	◇ はい。
◆ 肺血栓塞栓症予防管理料は何をしたのですか。	◇ 書けていません。外科を含めて文書を決め、算定しています。手術の時点で中リスクでした。心臓外科、呼吸器外科も入れるようにしています。
◆ （手術の説明書と承諾書を確認）	◇ （カルテ提示）
◆ 膀胱留置カテーテルはいつまで入っていましたか。	◇ 4日まで入っていた。
◆ 24時間以上入っていないと算定できません。	
◆ 胃瘻チューブはいつまでですか。	◇ 30日までです。
◆ （麻酔管理料について、麻酔前後の記録を確認）誰が行ったのですか。	◇ （カルテ提示）A先生。

厚生局の質問（個別指導）	病院の回答
◆ 画像診断レポートはありますか。誰が確認したのですか。	◇ （カルテ提示）去年までいたB先生。
◆ B先生の名前はありますか。	◇ 11月の分にA先生の名前があります。
◆ 褥瘡ハイリスク患者ケア加算について、先生がそれをしたという記録がありますか。	◇ （カルテ提示）ありません。
◆ 他職種が何をやっても、医師がカルテに指示、何をやったということを書かなければなりません。危なくなりそうな人がハイリスクなわけだから、ケアの要点を書くようにしてください。	◇ はい。
◆ KCLを手術の日に入れるから、低カリウム血症（傷病名）を入れたのですか。	◇ そうです。
◆ （輸血、血液製剤の承諾書を確認）	◇ （カルテ提示）
◆ 輸血量を書くところはありません。何CCにする予定という記載、参考の書式として本に載っていますので書き換えて対応してください。輸血の種類と使用量と記載されています。	◇ はい。
◆ （リハビリテーション実施計画書確認）	
◆ OK。	◇ はい。
◆ この方はこの病院の外来に通う方ですか。	◇ はい。
＜患者⑥＞	
◆ 傷病名の結膜炎は左か右か、湿疹は手と書いてあるが、急性か慢性か入れてください。	◇ はい。
◆ 疼痛というのは傷病名にはなりません。	◇ はい。
◆ 皮膚科特定疾患指導管理料は10月の外来の際にどういうことをカルテに記載していますか。	◇ （カルテ提示）
◆ プレドニンを1、2週間休薬してもよいというのは指導になるのですか。9月にも算定しています。アセスメントは指導にはなりません。患者にどういう指導をしたかということを記載していないといけません。皮膚科、外来の先生に伝えるようにしてください。	◇ はい。
◆ 11月の「あかすりをしないように」などは指導になります。11月はマルとします。	
◆ 併存病名に天疱瘡は入れてください。癌性疼痛はおかしい。天疱瘡からがん疑いとなって、いろいろ検査したと思うので、考えてください。	◇ はい。
◆ 肺塞栓血栓症予防管理料は何をしたか書いてありますか。	◇ 先ほどと同じく、呼吸器外科と心臓外科以外はこの時は書けていません。今は改善されています。
◆ （手術同意書、説明書を確認）	◇ （カルテ提示）
◆ 膀胱留置カテーテルはいつまで入っていましたか。	◇ 12日までです。
◆ アナペインの使用は術後鎮痛への対応ですか。これは出来高ではなく、包括にしてください。	◇ はい。
◆ （麻酔管理料について、ラウンドの先生の名前を確認）	◇ （カルテ提示）B先生は昨年までいた先生です。とC先生です。

厚生局の質問（個別指導）	病院の回答
◆ （病理レポートを確認）	◇ （カルテ提示）D先生。
◆ 褥瘡ハイリスク患者ケア加算の記載はありますか。	◇ （カルテ提示）ありません。
◆ どこに退院しましたか。	◇ BB病院ですが、外来でがんのフォローアップはしています。
◆ （11月の外来のカルテを確認）評価はありますか。	◇ （カルテ提示）Xp、L/D　OKと記載があります。
◆ 一つひとつ評価してください。	◇ はい。
<患者⑦>	
◆ 10月の外来はいつですか。	◇ （カルテ提示）10月16日です。
◆ 2月28日に手術をしていますか。	◇ 2月28日に美容目的でしています。
◆ 半年以内に感染症を調べていますか。術前の検査の評価はありますか。胸部レントゲンはありますか。	◇ （カルテ提示）術前、麻酔科で評価しています。
◆ 主治医が評価をするようにしてください。	◇ はい。
◆ （麻酔科の術前、術後の医師を確認）	◇ 術前はG先生、術後はH先生。
◆ 膀胱留置カテーテルはいつまで使用しましたか。	◇ （カルテ提示）
◆ （手術の承諾書を確認）	◇ （カルテ提示）
<患者⑧>	
◆ 入院診療計画書に空欄はつくらないようにしてください。ないなら、「特になし」と記載してください。	◇ はい。
◆ （栄養管理を確認）	◇ （カルテ、SGAシート提示）
◆ 11月19日の次に栄養について確認したのはいつですか。	◇ （カルテ（栄養管理計画書）提示）12月3日に評価しています。
◆ 不安定狭心症を傷病名としているのですか。	◇ ステント留置の既往があるからです。
◆ リハビリをするときに注意すればいいだけではないですか。	◇ はい。
◆ 9月27日にどんなイベントがあったのですか。	◇ 3年前からしびれを自覚しており、CC病院の整形外科を受診し、手術を行いました。そのリハビリ目的で入院になりました。
<患者⑨>	
◆ （外来ケモのレジメンを確認）レジメンは院内のどこでOKと判断しているのですか。	◇ ドキソルビシンとエンドキサンで実施しました。化学療法委員会で判断しています。
◆ レジメンは電カルで作るのですか。	◇ 手書きです。
◆ 取り込まないとダメではないですか。	◇ ファイリングしています。
◆ 間に合えば見せてください。	◇ （その後ファイルを持参）先生はカルテにオーダーし、手書きで全例レジメンを作成します。
◆ 患者の説明文書はどのようになっていますか。	◇ （カルテ（同意書）提示）
◆ 検査は何をしていますか。	◇ 採血ですか。
◆ 10月1日に血液とっていますが。	◇ （カルテ提示）バイタルの評価をしています。
◆ 評価を書くようにしてください。	

厚生局の質問（個別指導）	病院の回答
◆ 傷病手当金をとっていますので意見書のコピーを確認してください。電子カルテの一号用紙にあたる箇所に労務不能期間を必ず記載してください。	◇ これからは記載します。

<患者⑩>
◆ 放射線の線量分布図や治療計画はありますか。	◇ （カルテ（放射線の画像）提示）74Gy と判断しています。
◆ 悪性腫瘍は腫瘍マーカーを書いていますか。値を見て治療方針を決めてください。検査結果はどうか、白血球なども。	◇ （カルテ提示）評価はしています。
◆ 同意書はありますか。	◇ （カルテ提示）

<まとめ>
◆ DPC は入院後の発症した順番で記載、治療に影響のあるものを4つと決まっていますので選んで記載してください。

◆ カルテ記載しっかりしていたし、同意書もよいでしょう。

◆ 傷病名のつけ方、消し方を考えてください。

◆ 検査するためのレセプト傷病名はやめてください。

◆ 算定要件で残念ケースがあった。退院時リハビリテーション指導料は転院の方はとれません。指導はいいけれど、算定できないということを覚えておいてください。

◆ 救急医療管理加算は、1は緊急手術や検査、カテなどをしないと命が危ないという状態でとるものです。外科の先生、麻酔科の先生、手術室の看護師を緊急で呼ばなければならなくて大変という状態です。それ以外はすべて2となります。

◆ 血液検査の判断、レントゲンも写真診断料が含まれています。

◆ 診療情報提供料、退院時情報添付は、添付したものをしっかりと選択してください。1つもついていないものがあれば返還となります。

◆ 入院栄養食事指導料や褥瘡ハイリスク患者ケア加算は先生がどういうことをしたと、指示内容をカルテに記載してください。褥瘡はケアの内容も記載してください。

◆ 呼吸器外科、心臓外科は肺血栓塞栓症予防管理料のリスク評価票を作成していませんが、現在は改善しているのでよいでしょう。

| ◆ 入院診療計画書の病室、輸血のところに輸血量を記載するようにしてください。 | ◇ 輸血同意書ですか。 |

◆ 輸血承諾書に入れるべきです。そして空欄はつくらないようにしてください。

厚生局の質問（個別指導）	病院の回答
◆ 皮膚科特定疾患指導管理料はしっかりと指導し、指導した内容を記載してください。先生の生の言葉で書くのが一番楽でしょう。 ◆ 膀胱留置カテーテルの算定は24時間以上、体内に留置していないととれません。 ◆ 術後疼痛にアナペイン、手術室だとしても術後鎮痛に使うということになります。出来高ではなく包括になります。 ◆ ビタミン剤は経口摂取が開始となったらやめてください。 ◆ ソセゴンのこの容量は、保険では算定できません。 ◆ 一号用紙は富士通のイージーメンに入っています。	 ◇ 緊急手術などが必要でICUに入れるときに、大手術だとお金がとれる。ICUに入り、大きな手術、全身麻酔。どこからが大きな手術となるのですか。
◆ それは大きな手術だと思いますか。	◇ 入院して次の日退院であればよいのでしょうか。
◆ その人にとって大きな手術というよりも、"手術"の大きさです。	◇ 胆のう炎はどうですか。
◆ 状態のことを症状詳記に書いてもらいます。 ◆ 分裂病と書いて、その病気がないのに眠れる薬を使っている人もいます。	◇ 常識範囲内ということですか。
◆ 少しの記載の抜けがあるが、立派である。医局でぜひ周知をお願いしたい。	◇ フィードバックしていきます。

個別指導・適時調査における厚生局の質問と病院の回答

領　域：個別指導　医師②診療録監査
対応者：副院長、医事課主事、医療情報課主事（カルテ操作）

◆→厚生局　◇→足利赤十字病院

厚生局の質問（個別指導）	病院の回答
＜患者①＞ (10月1日〜10月29日　急性胆のう炎で入院) (11月1日〜11月3日　膵炎で入院) ◆　入院診療計画書について7日以内に説明していますか。患者用・病院用で分けて交付していますか。	◇　（入院診療計画書確認）10月8日に説明。患者用・病院保管用で交付しています。
◆　治療計画が「上記診断にて検査・治療」で終了していますが、患者に即した計画（具体的に）にしてください。	◇　わかりました。
（レセプト） ◆　入院栄養食事指導料について栄養記録をみせてください。カルテ内に記録がありますか。指導内容もみせてください。指導時間（おおむね30分以上）はOK。要点も書かれていますので問題はありません。	◇　（記録・指導内容・指導時間を確認）
◆　診療情報提供料を算定していますが、いつ患者にわたしていますか。	◇　（画面にて内容確認）10月26日に記入し10月29日に渡しています。
◆　診療情報提供料を算定する場合には、受動行動を伴うものです。受診にいかれているか確認していますか。	◆　特に確認はしていません。
◆　内容についてもきちんと書かれています。ただ退院後2日で11月1日に再度入院されていますので、他院を受診する予定だったのでしょう。	
◆　画像診断管理加算2を算定していますが、報告書をみせてください。	◇　（画面にて医師名があるか確認）名前はありません。
◆　リハビリテーション料について計画書がリセットされているようですが変更されていますか。途中で違うリハビリを行っているのですか。	
治療開始日：10月9日　心大血管リハビリテーション料、早期・初期加算 発症日：10月9日　脳血管疾患等リハビリテーション料、早期加算（11月1日に再入院） 治療開始日：11月2日　心大血管リハビリテーション料、早期・初期加算 発症日：11月2日　脳血管疾患等リハビリテーション料、早期・初期加算	

厚生局の質問（個別指導）	病院の回答
◆ 上記のように一連の病名で再入院している場合、起算日は変更できません。11月2日、5日〜8日の初期加算は返還となります。算定する場合は十分に確認をしてください。 ◆ 11月のレセプト病名に高次脳機能障害の重複記載があります。病名記載する際は注意してください。	◇ わかりました。
◆ 救急医療管理加算1を（ア）で算定していますが、輸液量からみると問題はありません。ただ、詳記をみると内容が画一的。事務側で記載をしているのですか。 ◆ そうですね。今回は返還にはなりませんが、詳記については内容を画一的でつけないようにお願いします。	◇ BNP値も高いし輸液については妥当だと思います。逆に詳記が邪魔しているのですか。
（入退院支援加算2） ◆ 10月・11月に一連の入院となるため、退院時に1回とるようにしてください。 ◆ 病名から一連となるため、10月の退院時に算定するのではなく11月の退院時にしか算定できません。請求後なら10月分のレセプトを返戻して11月にとるべきです。 ◆ まるめになりますが、呼吸心拍監視について診療録に記載はありますか。	◇ 10月の退院時に1回算定しています。 ◇ （画面にて確認）モニターのところに書く決まりになっていますが、記載がなかった。今後徹底します。
（11月のレセプト） ◆ 「『貧血』H30.4.25」と記載するなら、「鉄欠乏性貧血」か「消化管出血」が望ましい。	
（病理診断管理加算Ⅰ） ◆ カルテの報告文書をみせてください。医師の署名なしのため、算定はできません。	◇ （画面にて報告文書の医師の署名有無を確認）以前は算定していましたが、今は算定していません。
＜患者②＞ ◆ 「TIA」で10月13日入院　入院診療計画書は当日作成されていますが、治療計画はもう少し具体的にお願いします。入院栄養食事指導料については問題ありません。 ◆ 薬剤管理指導料Ⅰで「バイアスピリン服用しないように」と記載あるが理由はなんですか。 ◆ わかりました。問題なしです。 ◆ 診療情報提供料Ⅰで退院時情報添付とありますが、データは持たせていますか。 ◆ 受診行動に伴う内容でCD-Rもあるので問題ありません。リハビリテーション総合計画についても内容から問題ありません。	◇ 薬が配合錠へ変わるためです。 ◇ （カルテにて確認）

厚生局の質問（個別指導）	病院の回答
◆ 救急医療管理加算1（（イ．意識障害又は昏睡）について併存病名が「意識障害」、退院時サマリーは入院時現症で「意識クリア」とあります。運ばれたときのカルテをみせてください。	◇ （カルテにて確認）来院時は呼びかけに反応がありませんでした。
◆ 軽い転倒・意識障害では重症度が高いとはいえません。算定できても救急医療管理加算2までです。返還になります。	
◆ 入退院支援加算2についてカルテをみせてください。カルテにてカンファレンスに参加しているのがわかればOK。	◇ （カルテ画面にて確認）
<患者③>	
◆ 「逆流性食道炎」の吐血で10月20日に入院とありますが、コーディングで上部内視鏡の結果をみせてください。	◇ 10月19日に200CCくらいの吐血があり、夜中に来院し日付が変わった10月20日に入院しました。来院してからは吐血はありません。
◆ 救急医療管理加算1（ア．吐血、喀血又は重篤な脱水で〜）とあるが、詳記には脱水がついています。サマリーについてもアクティブな出血は認めていません。食事もとれており輸液も行っていないのであれば難しい。返還。	
◆ 11月分の外来で診療情報提供料の算定がありますが、カルテをみせてください。	◇ （カルテ画面にて確認）
◆ 問題はありません。	
◆ 重症者等療養環境特別加算（個室）について、算定ができる利用のものがありますか。	◇ 知的、認知があり痴呆がある患者です。
◆ 問題なしです。	
<患者④>	
（外来レセプト：病名について）	
◆ 緑膿菌肺炎H28.8.12、大葉性肺炎H28.11.8、ブドウ球菌性肺炎H29.12.12ありますが転帰が必要です。急性疾患のため、終了したものは病名の整理をしてください。また、10月30日の入院時の併存病名で、外来では2型糖尿病・糖尿病性合併症なしH28.11.8、慢性腎不全H30.2.15とあります。病名の取り扱いについて、入院時発症病名に対しもう少し敏感になってください。サマリーには既往歴で平成28年8月に非結核性抗酸菌症とありますが、平成30年10月30日に病名がまだあるのはおかしい。CT所見はどうだったのですか。併存病名か入院後病名なのか起承転結をお願いします。	
◆ 救急医療管理加算1（ウ．呼吸不全又は心不全で重篤な状態）とありますがA-DROPスコアは1（年齢：70歳以上　市中肺炎）で、ほかには該当しないスコアです。呼吸不全は$SpO_2$88%以下であり、酸素も行っていません。実際にはSpO_2は95%のため重篤な状態ではありません。返還してください。	

厚生局の質問（個別指導）	病院の回答
＜患者⑤＞ ◆ 10月に外科で入院、10月2日〜10月4日に緩和ケア病棟に入っていたのはなぜですか。 ◆ コーディングでは「直腸がん」。嘔吐・食欲不振で10月2日に入院していますが、内容をみると途中で「肺炎」を起こし一般病床へ転棟しています。2週間治療していますし、肺炎でのコーディングを考えてもいいのではないかと思います。 ◆ 病名で「湿疹」H30.5.219とありますが、必ず部位が必要です。 ◆ 救急医療管理加算1（ア）についてカルテをみせてください。脱水の記述はありますか。 ◆ クレアチニン・BUNの値は高い。カルテ記入はしてください。観察所見があるとよりいい。 （悪性腫瘍特異物質治療管理料） ◆ 2項目検査したが、数値と治療計画のカルテ記載がありません。返還してください。 ◆ 在宅療養指導料（外来で11月算定）を11月5日に算定していますが人工肛門のためですか。 ◆ 30分以上の指導が必要ですが、指導時間が明記されていません。 ◆ 今後はカルテ記載をしてください。返還になります。 ◆ 外来処方でイトラコナゾールが処方されていますが、疑い病名で処方されています。肺アスペルギルス症の疑い　H30.11.5、クリプトコッカス症の疑い　H30.11.16。院外処方なのでここでは特に何もありませんが、実際にはA査定（適応外）になります。 **＜患者⑥＞** ◆ コーディング「心不全」が基礎疾患ですか。 ◆ コーディングする際には、事務と医師での間で相談はしていますか。 ◆ 心不全や呼吸不全などの病態を表すものはなるべく避けてください。原因疾患となるものでコーディングしてください。 ◆ ハイケアユニット入院医療管理料1を2日間算定していますが、詳記ではBUN値が高くCCU集中管理をしています。普段の外来通院時のBUN値はいくつであり、慢性的に高値の患者で、いつもよりちょっと急性増悪したのですか。あくまでEFファイルから必要な点数があり、ハイケアユニット用の重症度・医療・看護必要度に係る評価票（点数本の別添6―別紙18参照）から多めにみても2点のため算定は難しい。救急医療管理加算1とハイケアユニット入院医療管理料1日分は返還してください。	◇ 病院の都合です。10月5日〜10月18日は一般病床へ移っています。 ◇ （カルテ画面にて確認） ◇ （カルテ画面にて確認） ◇ （カルテ画面にて確認） ◇ 予約時間を30分としていたので、カルテ記載はしていません。 ◇ 三尖弁形成と僧房弁置換OPE後の患者です。 ◇ しています。

— 171 —

厚生局の質問（個別指導）	病院の回答
◆ 薬剤管理指導料1でワーファリンを使用していますがカルテ記載はありますか。 ◆ 問題ありません。	◇ （カルテ画面にて確認）
<患者⑦> ◆ コーディング　心不全　基礎疾患は。	◇ AA病院で治療。併存病名は陳旧性心筋梗塞です。
◆ 入院診療計画書は治療計画がしっかり書かれていて問題なし。	
◆ 入院栄養食事指導料1についてカルテ確認をしたい。 ◆ 問題ありません。	◇ （カルテ画面にて確認）
◆ 介護支援等連携指導料についてケアマネと連携はしていますか。診療記録はありますか。また、文章提供はありますか。 ◆ 問題ありません。	◇ （カルテ画面にて確認）
◆ 救命救急入院料1について、GICUとICUも点数化されています（点数本　様式43と別添6―別添17特定集中治療室用の重症度、医療、看護必要度に係る評価票）。4点以上でないと算定はできません。EFファイルを見ると、また詳記にてプロセミド開始とあり、急性腎不全が疑われたとありますが、もう少しわかりやすく記入すると極めて重篤な状態かどうかわかります。救急救命入院料1との差額分は返還してください。	
◆ 10月4日の入院で、ニトロールとヘパリンとありますが、これはシリンジポンプですか、輸液ポンプですか。	◇ シリンジポンプです。
◆ 呼吸心拍監視があれば1点になりますが、合計でも3点にしかなりません。13日間算定しているので、けっこうな返還になるかもしれません。	
<患者⑧> （外来（神経精神科）レセプト） ◆ 10月分の外来で退院精神療法（30分未満）を3回算定しています。実施された要点の記録をみせてください。	◇ （カルテ画面にて確認）
◆ 細かい内容まで記載されていません。もう少し内容を充実させてください。忙しいとは思いますが患者さんに説明したことを記載してください。	◇ どうしても時間がなく記載が具体的にかけていなかった。今後は記載します。
◆ 入院診療計画書は問題ありません。	
◆ （薬剤管理指導料1のオランザピンOD錠・シクレスト舌下錠についてカルテを確認） ◆ 問題ありません。	◇ （カルテ画面にて確認）
◆ 画像管理加算（単純撮影）は読影していますか。	◇ していません。
◆ 10月22日の採血でHbA1c・Dダイマー・FT3・FT4の必要性は。	◇ オランザピンの副作用チェックのためです。

厚生局の質問（個別指導）	病院の回答
◆ 精神科作業療法については問題ありませんが実施した内容の記載をしてください。 ＜患者⑨＞ （外来レセプト） ◆ 病名をみると、血小板増加症 H28.11.26、白血病 H29.2.17、急性白血病の疑い H30.10.26 とありますが望ましくありません。カルテからみると血小板増加症ではなく、本態性血小板血症にすべきではありませんか。 ◆ 治療からみるとDダイマーが多いようですが。 ◆ カルテ画面から確認すると、血小板はいくつあるのですか。100万は超えていますね。 ◆ 「狭心症」の病名がついていますが、レセプト病名はさけてください。 ＜患者⑩＞ ◆ 在宅酸素療法指導管理料を算定していますが、主病名となる呼吸器疾患病名が４つあります。CTをみせてください。 ◆ 慢性気管支炎がありますが、この患者は喫煙者。酸素導入時の血液検査値と酸素報告書をみせてください。安静時・労作時・就寝時等の使用流量をみせてください。 ◆ 問題なし。 ◆ 以上終了です。くれぐれも、「重症度・医療・看護必要度に係る評価票」について医事課へ説明をしてください。	 ◇ 下肢静脈血栓をみるためです。 ◇ （カルテ画面より確認） ◇ （画像画面にて確認） ◇ （カルテ画面にて血液検査値確認）酸素報告書については、移転前のためカルテがなく、確認できません。

個別指導・適時調査における厚生局の質問と病院の回答

領　域：個別指導　医師③診療録監査（DPC 委員会）

対応者：副院長・病歴管理課係長・医療情報課主事

◆→厚生局　◇→足利赤十字病院

厚生局の質問（個別調査）	足利赤十字病院の対応
◆　DPC 委員会について診療報酬についての話し合いをしていますが、コーディングが正しくできているかを話し合うようにしてください。 ◆　現在 2～3 か月に 1 回しか開催していませんが、毎月開催することが推奨されています。 ＜患者①＞ ◆　検査が過剰です。必要最低限にしてください。 ◆　診療録に検査結果の記載がありません。血液検査（クリオグロブリン）レセプトに病名なしですが、つけるようにしてください。 （胸部 X-P の所見の確認） ◆　所見の診療録記載をしてください。入院後発症の欄に入院前の病名が登録されています。10 月 3 日入院なのに、10 月 2 日発症の偽通風が登録されています。 （入院診療計画書の確認） ◆　看護師長氏名なし、押印のみは不適切です（誰でも押印できるので責任の所在がないため）。 ◆　内容を説明し、1 週間以内に用紙を渡したことを診療録に記載してください。 （栄養管理計画書の確認） ◆　「Nacl」で記載されていますが、「ナトリウム」で記載したほうがわかりやすい。 （退院支援計画書の確認） ◆　診療録に退院先を記載してください。 （総合評価表の確認） ◆　総合評価の評価表を作成し評価を行ってください。説明したことを診療録に記載してください。 （CT 読影の結果確認） ◆　（診療録の内容確認（入院から 1 週間分）） ◆　記載はありますが 2 年目研修医の記載であるため、指導医が承認をしてください。	◇　（議事録の提示） ◇　（電子カルテにて操作・レセプトを見ながら対応） ◇　（記載なし） ◇　今後対応します。 ◇　（記載あり） ◇　今後対応します。 ◇　（記載あり） ◇　（記載あり、しかし指導医の承認なし）

厚生局の質問（個別調査）	足利赤十字病院の対応
（透析施行日の診療録の確認） ◆ 休日も施行していたら医師の記載をしてください。医師不在の中、透析は施行できません。診療録に記載を残さないと、患者を診察した証拠にならないので不十分です。透析が変則的になった理由を透析記録にきちんと残してください。	◇ （記載なし）
◆ 透析開始時刻、終了時刻を記載してください。	◇ （記載あり）
（手術記録の確認） （説明書、同意書の確認）	◇ （提示）
◆ 術中に使用した薬剤の確認、セファゾリンを使用した時刻が記録されていますか、術後に使用したセファゾリンは手術で算定できません。	◇ （記載あり）
（教育修練カリキュラムの確認） （透析安全管理委員会の確認）	
◆ 臨床工学技士は研修を受けていますか。	◇ 受けています。
（診療情報提供書の確認）	
◆ 算定がある診療情報提供書および検査結果、画像などはありますか。	◇ あります。（提示）
<患者②> ◆ 「腎機能低下」と「慢性腎不全」病名の重複があります。「低血糖」とありますが、急性期病名の整理をしてください。左右、両側の記載もれもあります。「廃用症候群」もあるようですが、部位の記載もれがあります（体幹など）。	
（透析施行日の診療録の確認） ◆ 記載はありますが、内容が不足しています。	
◆ （入院診療計画書について）看護師長氏名なし、押印のみは不適切です。内容を説明し、1週間以内に用紙を渡したことを診療録に記載してください。本局だと返還の対象になるので要注意です。	◇ 今後対応します。
（栄養管理計画書の確認） ◆ 腎不全の塩分計算等をしています。	
（総合評価表の確認） ◆ 総合評価の評価表を作成し評価を行ってください。説明したことを診療録に記載してください。	◇ 今後対応します。
◆ 透析患者へのサムスカ投与について、保険上は通りますが、使用禁止です。長期投与に注意してください。	
（退院時リハビリテーション実施計画書の確認） ◆ 心大リハで算定していますが、カルテには筋力低下と記載があるので、廃用リハで算定すべきです。傷病名に対するリハが合っていません。	

厚生局の質問（個別調査）	足利赤十字病院の対応
◆ 指導内容を診療録に記載してください。体位変換、起座または離床訓練等算定要件に合致した内容で記載してください（X-P、PSP所見の確認）。	
◆ 客観的にわかるように、結果の確認、評価をしたら診療録に記載してください。	
◆ 残尿測定については、医療行為なので診療録に記載しないと、医師の指示がなく行われた検査になってしまいます。検査結果の評価を診療録に記載してください。	◇ （医師の指示見つからず）
◆ 傷病名については、糖尿病の型（1型、2型）が未入力です。病名の整理をして、終了した病名をいつまでも残さないようにしてください。慢性、急性の区別もつけてください。部位の未入力もあります。「慢性腎不全」では基礎疾患の登録をしてください。医学的に不適当な傷病名があります。	
◆ 処方については、ケトプロフェンテープの使用箇所に「肩」とありますが、肩の傷病名登録がありません。	
◆ 入院診療計画書について、看護師長氏名がありません。押印のみでは不適切です。内容を説明し、1週間以内に用紙を渡したことを診療録に記載してください。	◇ 今後対応します。
◆ 手術同意書について、全員が同じではないので図示などをし、個別に対応して診療録に残してください。同意書のサインが代筆の場合はその理由を残してください。医師名が印刷されているので直筆で記載してください。	
◆ 手術記録について、セファゾリンが術中に使用されている記録がありますか。	◇ （記載あり）
（退院支援計画書の確認）	
◆ 診療録に退院先を記載してください。	◇ （記載あり）
＜患者③＞	
◆ 救急医療管理加算1については、重篤な患者に対して算定してください。意識障害で算定していますがJCS3桁以上が重篤であり、適正に算定してください。	
◆ 入院診療計画書について、看護師長氏名がありません。押印のみでは不適切です。内容を説明し、1週間以内に用紙を渡したことを診療録に記載してください。看護の欄が2行目から定型文となっています。コピー＆ペーストは不可で、個人の病状に応じたものを記載してください。	◇ 今後対応します。
（薬剤管理指導料の確認）	
◆ 診療録記載がきちんとされていますか。	◇ （記載あり）

厚生局の質問（個別調査）	足利赤十字病院の対応
（診療情報提供書の確認） ◆ 算定がありますが、診療情報提供書および検査結果、画像などはありますか。 ◆ 入院レセプトの傷病名が入院前に登録されていますが、病名は入院後発症傷病名欄に登録されています。逆流性食道炎の病名がありますが、診断した際の診療録記載はありますか。レセプト病名かと思われるので、記載するのであれば医師の症状詳記を添付してください。ほかにもレセプト病名が散見されるので気をつけてください。	◇ あります。 ◇ （診療録記載なし）
＜患者④＞ ◆ 入院レセプトの転帰について、死亡退院にもかかわらず、レセプトの転帰が「治癒」と記載されています。 ◆ 救急医療管理加算は、重篤な患者に算定してください。 ◆ 入院診療計画書は、内容を説明し、1週間以内に用紙を渡したことを診療録に記載してください。入院期間「未定」は不適切です。週、月などおおまかな単位でよいので具体的に記載してください。感染、転落の欄が定型文、コピー＆ペーストは不可です。看護の欄の内容は素晴らしい。 ◆ 緩和ケア実施計画書は妻の署名だが、本人は署名ができなかったのですか。 ◆ 担当者の氏名がたくさんあるので、誰が作成したかわかるようにしてください。 （退院時リハビリテーション実施計画書の確認） ◆ 主病名が前立腺癌、呼吸器リハで算定していますが、廃用リハで算定ではないですか。 ◆ リハビリ記録が呼吸器リハに対しての記載になっていません、記載要件があるので確認してください。	 ◇ できませんでした。 ◇ 電子カルテ内のオーダーで、計画書作成はA医師となっています。 ◇ 「胸水貯留」の病名で算定しています。
＜患者⑤＞ ◆ 脱水で算定していますが、重篤ですか。救急医療管理加算に関しては、適正に算定できる体制を整えてください。 ◆ 疑い病名のまま退院していて、転帰が「軽快」となっていますが「不変」が妥当です。 ◆ めまいは疑い病名であり、帰るのはあり得ません。 ◆ 入院診療計画書の傷病名は「急性喉頭蓋炎」と記載されているので、DPC病名もめまいではないのではないですか。 （診療記録の確認） ◆ 毎日記載はあるが、コピー＆ペーストが多い。	

厚生局の質問（個別調査）	足利赤十字病院の対応
◆ 入院診療計画書について、入院日、主治医、病棟、病室の記載がありますか。	◇ （病室の記載はなし）
◆ 看護師長氏名なしで、押印のみは不適切です。症状、入院期間、栄養管理の必要性、看護計画、リハの予定を記載してください。	◇ 今後対応します。
（総合評価表の確認）	
◆ 総合評価の評価表を作成し評価を行ってください。説明したことを診療録に記載してください。	
◆ 確定していない病名に対してパスを使用するものなのでしょうか。	
◆ 初診でプレミネント配合錠を使用していますが、高血圧の薬剤としてプレミネントは第一選択にはなりません。	◇ かかりつけ医で使用しており、持参薬登録されています。
◆ 外来レセプトで傷病名について、急性、慢性の区別をつけてください。めまい病名が複数あるので統一してください。関節痛については、部位の入力をしてください。入院の傷病名に脱水症が残っているので整理をしてください。	
＜患者⑥＞	
◆ DPC「体液量減少症」はコーディング誤り、原因疾患を登録してください。「高熱」は状態コード（R）は付けません。傷病名がわからない場合は、退院サマリーの傷病名となります。今回の場合は「急性上気道炎」か「突発性発疹症」になるので、修正して再提出をしてください。	◇ 「突発性発疹症」です。
◆ 入院診療計画書は、看護師長氏名なしで押印のみは不適切です。	◇ 今後対応します。
◆ 入院診療計画書は、内容を説明し、1週間以内に用紙を渡したことを診療録に記載してください。また、独特な形式をしているので、説明したことを診療録に記載するか、様式を変更する計画書の中で記号表示は不適切です。患者にわかりやすく作成してください。	◇ （記載あり）
（診療記録の確認）	
◆ 10月5日より外泊して帰院せず、10月7日退院となっています。医師が診察した記録がないので、請求上は10月5日退院となります。	
◆ 医療費が高くなるので、外来で治療ができるのではないですか。	◇ 昔は外来で施行していたのですが、鎮静等あるので安全面を考え入院としています。
◆ リハビリテーションは、10か月の子供に対して効果があるのでしょうか。「新生児脳室周囲白質軟化」に対して脳血管リハを施行していますが、レセプトは疑い病名となっています。疑い病名に対してリハビリを施行したのですか。	

厚生局の質問（個別調査）	足利赤十字病院の対応
◆ 診療録には「先天性股関節脱臼」の傷病名が記載されていて、リハビリ記録はこちらの病名に対する内容で施行しているようです。傷病名と算定が合致していません。	
＜患者⑦＞ （透析記録の確認） ◆ コーディングで、「透析シャント狭窄」は誤りで、「腎不全」を登録してください。 ◆ 透析患者に対しての救急医療管理加算で、重篤な代謝障害での算定は要件誤りです。	
（総合評価表の確認） ◆ 総合評価の評価表を作成し評価を行ってください。説明したことを診療録に記載してください。	◇ 今後対応します。
（手術同意書・説明書の確認） ◆ 予定日の記載がありません。看護師の同席なしと記載がありますが、同席なしは不適切です。	◇ （記載あり）
（手術記録、レポートの確認） ◆ ニトロールの術中使用は保険請求不可です。 ◆ 診療録には、どのような行為をしたのかきちんと記載してください。内容不足です。	
＜患者⑧＞ ◆ コーディングで、主病名「グラム陰性桿菌感染症」は主病名にはなりません、原因となった傷病名を付けるようにしてください。この場合は「敗血症」です。退院サマリーは「菌血症」と「慢性硬膜下血腫」の病名があり、脳血管リハ施行しているので「慢性硬膜下血腫」になるのではないですか。 ◆ 救急医療管理加算を意識障害で算定していますが、該当しません。	
（総合評価表の確認） ◆ 総合評価の評価表を作成し評価を行ってください。説明したことを診療録に記載してください。	◇ 今後対応します。
◆ 検査については、網羅的、必要最低限の施行をしてください。呼吸心拍監視の経過観察を診療録に記載してください。	◇ （記載なし）
＜患者⑨＞ ◆ 障害者加算については、透析中、どのような検査をしているか。血糖がないと算定できません。 ◆ 毎月同じ内容で症状詳記が添付されていますが、修正してください。	

厚生局の質問（個別調査）	足利赤十字病院の対応
◆ 沈降炭酸カルシウム錠は食後を食直後へ。ツムラ芍薬甘草湯エキス顆粒は食後を食前または食間へ変更し、用法用量を正しく処方してください。ケトプロフェンパップ部位の記載をしてください。 ＜患者⑩＞ (紹介状の確認) ◆ 処方内容の記載がありません。 (診療録の確認) ◆ 10月は2日間診察しているが、1日しか医師の記載がありません、外来診療されていないとみなされるので記載するようにしてください。	◇ 添付書類で付けています。

個別指導・適時調査における厚生局の質問と病院の回答

領　域：適時調査　事務（一部負担）

対応者：会計課係長・医事課主事

◆→厚生局　◇→足利赤十字病院

厚生局の質問（個別調査）	足利赤十字病院の対応
<患者①、患者②>	
◆　患者①の10月入院分の支払いはいつ行われましたか。	◇　11月2日に入金が行われました。
◆　10月入院分の合計点数をお伺いいたします。	◇　10月入院分の合計点数は53,402点となります。
◆　患者②の10月外来分の負担金についてお伺いいたします。	◇　10月外来分は、7日間の通院で10月1日に2,500円の負担金を支払いの後は限度額に達したため負担金はありません。
◆　10月外来分の合計点数の算出は可能でしょうか。	◇　10月外来分の合計点数は15,943点となります。
◆　10月入院分の負担金をお伺いいたします。	◇　10月外来分にて限度額に達したため入院分の負担金はありません。
◆　パソコン画面上とレセプトの合計点数に違いが見られますが理由をお伺いいたします。	◇　点数の修正が行われたためです。
◆　11月入院分の合計点数、負担金をお伺いいたします。	◇　11月入院分の合計点数は92,875点、負担金は2,500円となります。
<患者③〜⑮>	
◆　患者③の10月外来分についてお伺いいたします。	◇　10月外来分の合計点数は32,476点、負担金は58,400円となります。
◆　11月外来分もお願いいたします。	◇　11月外来分の合計点数は15,505点、3日間の通院で、負担金は46,520円となります。
◆　患者④の10月外来分について合計点数をお伺いいたします。	◇　10月外来分の合計点数は22日間の通院で合計54,190点となります。
◆　患者⑤の10月外来分の負担金の合計を確認させていただきます。	◇　10月外来分の負担金は10月2日に来院で5,530円の負担金となります。
◆　患者⑥の一部負担金が10,000円となっているかご確認いただけますか。	◇　10,000円となっています。
◆　患者⑦の負担金をお伺いします。	◇　画面上は月5,000円となっています。年齢の関係でレセプトには記載がありませんが10,000円の負担金をお支払いいただいています。
◆　患者⑧の10月、11月入院分の負担金をお伺いします。	◇　10月入院分の負担金は44,400円、11月入院分の負担金は17,960円となっています。
◆　患者⑨の11月入院分の合計点数と負担金をお願いいたします。	◇　11月入院分の合計点数は54,934点、負担金は24,600円となります
◆　患者⑩についてまず10月入院分からお願いします。	◇　10月入院分の合計点数は21,770点、負担金は35,400円となります。
◆　次に11月外来分をお願いします。	◇　11月外来分は2日間の通院で合計点数は3,092点、負担金の合計は11,080円となります。

厚生局の質問（個別調査）	足利赤十字病院の対応
◆ 患者⑪の10月入院分の合計点数をお伺いいたします。	◇ 10月入院分の合計点数は175,822点、負担金が57,600円となります。
◆ レセプトの合計点数が200点高い理由をお伺いしてもよろしいでしょうか。	◇ 手術関連の点数修正によるものと思われます。
◆ この方の10月、11月外来分をお願いします。	◇ 10月外来分の合計点数は1,352点、負担金は1,350円となります。
◆ 11月外来分をお願いします。	◇ 11月外来分の合計点数は1,430点、負担金は1,730円となります。
◆ 患者⑫の10月入院分をお願いします。	◇ 10月2日から10月18日まで入院の方です。点数計算の関係で1つの入院ですがレセプトが分割されており、10月2日から4日までの合計点数が7,763点、負担金が23,290円となっています。10月5日から18日までの合計点数は58,652点、負担金は12,110円となっています。
◆ 続いて10月、11月外来分をお願いします。	◇ 10月外来分の合計点数は846点、負担金が2540円となります。11月外来分の合計点数は12,900点、負担金が35400円となります。
	◇ どのようなことで返還対象となることがありますか。
◆ 病院職員が受診時に負担金を支払わないことが多いです。病院職員が受診時に負担金を支払わないのは決まりとして認められていません。一度支払いを行い、福利厚生によって返金を行うことは認められています。	
◆ 患者⑬の10月、11月入院分の合計点数と負担金をお願いします。	◇ 10月に2度の入院で点数合計が29,277点、小児のため負担金はありません。
◆ 10月、11月外来分についてもお願いします。	◇ 10月外来分の合計点数は13,023点、小児のため負担金はありません。11月分の合計点数は13,555点となります。
	◇ 返還となる基準等をお伺いしてもよろしいでしょうか。
◆ 返還となる基準としてはレセプトに何も記述のないもの、虚偽の処置等を記載した場合、実際に行っていても根拠に乏しいものも返還対象となります。	
◆ 患者⑭の10月、11月外来分の点数、負担金をお願いします。	◇ 10月外来分の合計点数は3,642点、負担金は10,930円となります。11月外来分の合計点数は1,374点、負担金は4,120円となります。
◆ 患者⑮の10月、11月外来分をお願いします。	◇ 10月外来分の合計点数は8,432点、負担金は特定疾患の方のため5,000円となっています。
◆ 未収金の管理を行っていますか。	◇ 患者名・請求日等を記入したリストを作成しています。

個別指導・適時調査における厚生局の質問と病院の回答

領　域：適時調査　薬剤、検査
対応者：薬剤副部長、調剤課長、検査技師長、臨床検査技師

◆→厚生局　◇→足利赤十字病院

厚生局の質問（適時調査）	病院の回答
◆　薬剤管理指導の件数は前回と比べて増えていますか。	◇　2,000件前後でほぼ横ばいです。
◆　がん患者指導管理料は。	◇　届け出ていないので、算定していません。
◆　病棟一覧と担当薬剤師の一覧を見せてください。	◇　（提示し、相違ないこと確認）
◆　当直者のカバーはどうしていますか。	◇　（薬剤部病棟担当一覧表を提示して）フォロー体制をつくってチーム体制で動いています。
<病棟業務実施加算>	
◆　病棟日誌を見せてください。	◇　（提示）
◆　週20時間は達成していますか。	◇　（日誌の表紙をみせて）達成しています。
◆　抗がん剤の調製をどこで行ったか書いてありますか。	◇　化学療法室と記載があります。
◆　TPN等の混注は病棟業務の時間に入れていますか。	◇　TPNは入れていません。ケモ（化学療法）のミキシングは時間に入れています。
◆　それで大丈夫です。TPNの調製は時間に入れないほうが無難です。	
◆　A先生の名前があるけれど、病棟業務もやっているのですか。	◇　（薬剤部病棟担当一覧表を提示して）東5階の第一フォローなので、担当がいないときは代わりに業務を行います。
◆　代わりの人が行った業務はきちんと名前と場所が明記されていれば大丈夫です。あとで実際に病棟に行って確認しましょう。	
◆　5月は連休多かったが、達成できましたか。	◇　どうしても時間外が発生してしまいますが、開院日の土曜日や、専従で病棟業務を行っているため達成しました。
◆　病棟のカンファレンス等の参加は記録していますか。	◇　（病棟日誌を見せながら）⑦その他（回診・カンファレンスの参加）で時間記載しています。
◆　実施した業務内容の記録の時間は業務時間に入れていますか。	◇　その他⑦の日誌作成の時間で記載しています。
◆　記録の時間は業務時間にいれてはいけません。患者のための時間ではないですからね。	
◆　その他⑦に項目がいくつもあるれど、日誌は①～⑦にこだわる必要はなく、⑧、⑨等もっと項目を増やして大丈夫です。	
◆　病棟の定数配置薬は数や期限等はチェックしていますか。	◇　病棟薬剤師が行っています。

厚生局の質問（適時調査）	病院の回答
◆ NST の担当者は病棟の担当者もいますか。	◇ はい。
◆ その時間は病棟業務の時間に入れていますか。	◇ 入れていません。
◆ よろしい。委員会のような活動は入れないように。	
◆ 病棟担当者が調剤をすることはありますか。	◇ あります。
◆ いつ。	◇ 当直中や、週 1 回程度調剤をする時間があります。
◆ その時間は病棟業務の時間に入れていますか。	◇ 入れていません。
◆ よろしい。では、業務時間に入れてよいのはどんなことがありますか。	◇ 例えば、注射薬の配合変化や、投与速度などを確認したときです。
◆ よろしい。調剤監査の時間は入れないように。	
◆ TDM は行っていますか。	◇ 行っています。
◆ その時間は病棟業務に入れていますか。	◇ 入れています。
◆ よろしい。採血している時間とかは入れてはいけませんが、薬剤師がシュミレーションしている時間は病棟業務の時間に入れて大丈夫です。	
＜持参薬＞	
◆ 持参薬はどれくらいの割合で報告していますか。	◇ すべての入院患者に対して確認して報告をしています。
◆ 誰が報告していますか。	◇ 平日は病棟薬剤師が、休日は要望があれば日直者が行います。
◆ ハイリスク薬を持参した場合はどうしていますか。	◇ 持参薬面談時に、副作用なども含めて聞き取りをしています。
◆ 薬を使用する前にあらかじめ副作用など確認することも大切ですね。そのうえで、加算 1 をとる際に改めて副作用の確認をしましょう。	
◆ 持参薬の運用はルール化されていますか。	◇ 持参薬マニュアルがあります。
◆ 見せて下さい。	◇ （提示）
◆ では、実際の持参薬報告の流れを説明してください。	◇ （実際に報告画面をみせて説明）
◆ 報告を上げられるのは薬剤師だけ。	◇ そうです。
◆ 医師からの持参薬報告の依頼書はありますか。	◇ 検討します。
＜ DI ＞	
◆ 安全性情報が出た時の医師への伝達手段は。	◇ 送られてきたデータを印刷して、医師のメール BOX とイントラ端末に送っています。
◆ 内容は選んで送りますか。	◇ いえ、送られてきた情報はすべて伝えています。
◆ 医師は全員に送りますか。	◇ 非常勤の先生もいるので、各診療科にも配っています。
◆ 伝達した記録は残していますか。	◇ DI 日記をつけています。
◆ 配った人のリスト化はしてありますか。	◇ ありません。いつ配布したということは日記に残してありますが、名前までは残していません。PHS 一覧表があるので、それを元に配っているのですが、その都度保管はしていません。

厚生局の質問（適時調査）	病院の回答
◆ その PHS 一覧表に印をつけて、情報内容とともに保管しておくとよい。配布した人としてＡ先生の名前も残しましょう。	
◆ イントラ端末の送信記録は残っていますか。	◇ おそらく残っています。
◆ よろしい。紙媒体も捨てずに残しておくとよいですね。	
◆ 副作用・ヒヤリハットの事例収集とフィードバックはどのようにしていますか。	◇ インシデントレポートとして医療安全推進室に報告し、重要な事例は委員会で取り上げられます。
◆ 実例はありますか。	◇ カリウム製剤の希釈に関する事例を DI ニュースにて配布しました。（輸液にもともとカリウムが入っている製剤一覧を作成）
◆ その事例はどのようにしてわかったのですか。	◇ 薬剤部から医師への疑義照会件数が多かったためです。医療情報課からデータをもらい、疑義照会が多いものを優先的に DI ニュースとして配布しています。レベル０ですが、問い合わせ件数が多いため配布しました。
◆ よろしい。医療安全管理委員会には誰が出席しますか。	◇ Ｂ副部長がでています。
◆ 院内で起こったインシデントを吸い上げるマニュアルはありますか。	◇ 医薬品情報マニュアルがあります。
◆ 業務手順書をみせてください。	◇ （医薬品の安全使用のための業務手順書第９版をみせる。）改訂したところは赤字にしてあります。
◆ 赤字ばかりですね。改訂前の文章も残しておくとよいでしょう。	
◆ 改訂日が2018年９月18日とありますが、改訂した記録をみせてください。	◇ （医療安全委員会の開かれた議事録を見せるが、平成29年８月９日の議事録である）１つ前の会議の議事録が入っていましたので、間違いです。申し訳ありません。
◆ 会議で承認された日が改定の日付となるべきですね。マニュアルは PC 上でも閲覧できますか。	◇ はい。（PC 上のマニュアルを提示）
◆ 日付を確認します。PC 上は第８版となっていますが、原本は第９版ではなかった。	更新が間に合わず、申し訳ありません。Ｂ副部長が医療安全管理委員会で配布はしていますが、早急に更新します。
◆ せめて改訂箇所だけでも改定後すぐに UP して全員が共有できるとよいですね。	
◆ 改訂の頻度は。	◇ １年に１回程度です。定期的に見直しをしています。
◆ 頻度はそのくらいでよいでしょう。	
◆ 医薬品安全情報の薬剤部内での共有はどのようにしていますか。	情報を閲覧したら、各自で印鑑を押すようにしています。（実例提示）
◆ よろしい。看護師さん等にも配布していますか。	◇ 医師と同じように PHS 表に基づいて病棟にも配布しています。
◆ そちらも捨てずに保管しておくとよいですね。	◇ はい。紙ベースで、２年に１度改定しています。
◆ 病院の医薬品集はありますか。	◇ あります。（提示）
◆ 服薬指導について、医師の同意書はありますか。	◇ 当院では４月１日付で薬剤部ニュースを流しました。

厚生局の質問（適時調査）	病院の回答
◆ よろしい。厳密にいえば、新しい医師が来る度に同意書について周知するといいですね。（個別対応）	
＜輸血＞	
◆ 検体管理加算をとっていますね。まず出勤簿を見せてください。	◇ （提示）
◆ 先生の名前は。	◇ Ｃ先生です。（押印あり）
◆ ルーチンの生化の項目数はどれくらいですか。	◇ 約60項目です。
◆ 精度管理について伺います。管理の記録を提示して下さい。	◇ （提示）
◆ 記録の保管期間はどれくらいしていますか。	◇ ５年です。
◆ 外部精度管理はどこで行われていますか。また、その証明はありますか。	◇ 栃木県臨床衛生検査技師会、日本臨床検査技師会、日本医師会です。（参加証を提示）
◆ 臨床検査の委員会の名称、規約、名簿を見せて下さい。	◇ 検査部運営委員会です。（提示）
◆ 名簿にＤ先生の名前がありませんが。	◇ 現在も働いていますが、一度退職されて、委員会のメンバーではないためです。現在はＥ先生が委員長です。
◆ ではＥ先生の出勤簿を見せてください。	◇ （提示）
◆ 直近の委員会の議事録を見せて下さい。	◇ （提示）年６回開いています。
◆ よろしい。	
◆ 輸血担当の先生は。	◇ Ｆ先生です。
◆ 出勤簿を見せてください。	◇ （提示）
◆ 専従の技師さんはいますか。	◇ Ｇ技師とＨ技師です。
◆ アルブミン製剤の台帳を見せてください。	◇ （提示）
◆ 輸血運営委員会の規約、名簿、議事録、適正使用を見せてください。	◇ （提示）
◆ 検体スピッツの採取量は。	◇ ２ccです。
◆ 輸血後感染の保存期間は。	◇ ２年間です。
◆ 感染症検査の実施率は。	◇ 30％です。
◆ 保管冷凍庫の保管温度は。	◇ －20℃以下です。
◆ よろしい。	
＜ケモ（化学療法）＞	
◆ ケモの担当は経験年数５年以上の薬剤師となっていますが、どなたが。	◇ ８年目のＩ薬剤師です。
＜PICS＞	
◆ PICSの画面を開いてください。	◇ （提示）
◆ 薬歴の管理方法を教えてください。	◇ （薬歴画面を見せて）電子カルテ上の薬剤投与歴がここに表示されます
◆ この患者の基本情報はどこに記載していますか。	◇ （患者情報を提示）
◆ これが初期画面ですか。アレルギーと副用歴はありますか。	◇ （「副作用は無し」と記載あるが、アレルギーは空欄）アレルギーは無いため記載していませんでした。
◆ アレルギーが無ければ「無し」と患者情報に記載しましょう。	

厚生局の質問（適時調査）	病院の回答
◆ ハイリスク薬を使用している患者の指導録を見せてください。	◇ （電カルテ上の指導記録を提示）
◆ 何の薬でハイリスクを算定していますか。	◇ ワーファリンです。
◆ それでは、ワーファリンに関する記述を見せてください。	◇ （提示）INR と出血傾向の副作用に関する記載があります。
◆ よろしい。	
◆ この患者さんのハイリスク薬はワーファリンだけですか。	◇ そうです。
◆ それではこれで大丈夫です。これがもし調剤薬局だったら、出されているハイリスク薬すべてに対してアセスメントしないと加算が取れないので大変です。病院は今のところはそうではないので、これでよいです。	
<薬局>	
◆ （毒薬の管理）	◇ （確認）
◆ （ロット番号）	◇ （確認）
◆ （払い出し）	◇ （確認）
◆ （入庫記録）	◇ （確認）
<西2階>	
◆ 薬剤師の写真は掲示されていますか。	◇ はい。（提示）
◆ 向精神薬の管理方法を教えてください。	◇ （金庫、帳簿を見せる）定数を決めており、使用したら医師が実施済み処方して元に戻しています。
◆ 使用したものはきちんと処方箋で運用されていますか。	◇ 実施済み処方箋とともに薬品が上がってきます。
◆ カリウム製剤は病棟に置いてありますか。	◇ ありません。
<検査室>	
◆ 測定機器は自施設のものですか。それともリースですか。	◇ すべて自施設のものです。
<ケモ室>	
◆ ベッド数は。	◇ 17床です。
◆ 担当医師はいますか。	◇ J医師がいます。
◆ 認定看護師はいますか。	◇ K看護師がいます。
◆ 委員会は定期的に行われていますか。	◇ 2か月に1度行われています。
◆ レジメン数は。	◇ 306個あります。
◆ 委員会のメンバーは。	◇ 医師は化学療法を行う診療科から1名ずつ参加しています。

個別指導・適時調査における厚生局の質問と病院の回答

領　域：適時調査　看護①

対応者：看護部長　看護副部長　医療安全管理室看護師長　感染管理室看護師長

◆→厚生局　◇→足利赤十字病院

厚生局の質問（適時調査）	病院の回答
＜入院診療計画書＞	
◆　こちらの病院は、一般床、緩和、小児、回復リハビリ病棟、精神科病棟があるということでよいですか。	◇　はい。
◆　まず一般病棟の入院診療計画書について、（入院診療計画書を見ながら）入院年月日、病棟名、主治医担当医は OK。	◇　（電子カルテの閲覧）
◆　医師しか書かれていませんが、医師以外の担当者名を入れても構いません。管理栄養士や薬剤師でも多職種の名前を記入している病院もあります。看護師や師長でも問題ありません。診療計画書には看護計画やリハビリ計画を入れてください。看護師や師長の名前が入っていれば問題ありません。	◇　病棟師長・担当看護師名は下の欄にあります。
◆　症状の記入欄はないのですか。	◇　症状は、病名と同じ欄に記入があります。
◆　特別な栄養管理の必要性は栄養士がチェックを付けていますか。	◇　はい、医師と担当看護師と病棟の管理栄養士と共同して作成しています。
◆　看護計画に関して「日常生活の援助」と「医師の指示のもと点滴を行います」「胸部症状に関して医師に報告して対応します」といった内容ですが、看護師としては日常生活の援助だけなのですか。どのように援助するのか、例えば、心筋梗塞なら安静など段階をおって必要な援助があると思われるのでもっと病気や症状を考慮した計画を考えるとよいでしょう。	
◆　指摘事項には入れないが、病院で使用している看護計画を工夫するようにしてください。	
◆　クリニカルパスはありますか。	◇　あります。
◆　一般床から回復期リハビリ病棟に移る場合、入院診療計画書はありますか。	◇　入院診療計画書はありません。
◆　それに代わって何かを使用して転床について家族に説明していますか。	◇　はい。
◆　電子カルテには転床説明の内容が残っていますか。	◇　一般病棟（転床元）の医師または師長が口頭で説明しています。（師長が説明していることを掲示板に記載）
◆　回復期リハビリ病棟に外から転院してきた場合は、別紙２を使用していますか。	◇　同じ用紙を使用しています。（電カル上で確認）
◆　精神科病棟の入院診療計画書を確認したい。	◇　（精神科患者のカルテを見せる）

厚生局の質問（適時調査）	病院の回答
◆ 総合的な機能評価の欄に行った結果を記入がありませんが、欄そのものがないのでおそらく行っていないということですか。 ◆ これは必須項目ではないが、わかれば見たい。 ◆ （確認） ◆ また診療計画書は、スキャンで取り込んでいるのですか。 ◆ これは、指摘ではありません。看護計画をもう少し工夫してください。誰もが同じ病気でも同じ内容ではないはずです。	◇ 当院では、日常生活評価表というものを使用しているのでこの計画書には含めていません。 ◇ はい。患者からサインをもらい、スキャンしています。
＜医療安全＞ ◆ 専従はＡさんですか。 ◆ 医療安全課なのか係なのですか。 ◆ 医療安全管理指針を見せてください。 ◆ 2018年に作成したのですか。 ◆ 医療事故発生時のフローはありますか。医療事故Ⅲｂ以上で。 ◆ 医療安全管理委員会の記録はありますか。 ◆ 出席票を作成していますか。 ◆ 議題は検討事項や共有したいことですか。 ◆ 欠席者への共有はどのようにしているのですか。 ◆ 安全管理設置基準の根拠は指針の中に記述されているのですか。 ◆ 委員会のメンバーはどこに記載があるのですか（コピーを希望）。 ◆ 研修会はいつ実施しているのですか。 ◆ 全職員の何パーセントにあたりますか。767/1100になります。DVDの視聴もしているのですね。 ◆ 欠席者へは何かしているのか。	◇ 医療安全推進室に医療安全管理者としてＡとＢがいます。 ◇ 医療安全管理課という課があり、そこにはＣという事務が常在し、主に紛争や弁護士が入る案件、本社への報告などの事務手続きを担当しています。 ◇ （当院組織図を提示） ◇ 本社の規定が変われば変更しています。 ◇ あります。平日と休日夜間のフローがあります。 ◇ （昨年度、今年度を提示） ◇ 定例で第2水曜日8：00から8：45くらいで実施している。医師の出席率をよくするため朝に行っている。 ◇ はい。院内で発生した事例の中で、注意喚起や周知、改善策の検討が必要なものを提起している。最近では、抗凝固剤の新しいものがたくさん出てきたので、一覧表を改訂するための臨時部会の設立が決議されました。 ◇ 幹部へ回覧し、院長まで届きます。 ◇ （医療安全管理委員会規定を提示） ◇ （提示とともにコピーして渡す） ◇ 昨年度は7月2日336名参加、4日293名参加、合計763名。テーマは「持参薬インシデント」「急変時対応」「誤薬」。それから31年2月12日、13日、14日に実施。テーマは「職業被曝・患者被曝」「患者確認エラー」。 ◇ 昨年度から参加者を増やすために、同じ内容を複数回開催している。 ◇ My Webから見ることができます。研修資料も配布しています。

厚生局の質問（適時調査）	病院の回答
◆ 医療事故報告やインシデント報告はまとめていますか。	◇ 年度でまとめています。（インシデントレポートの集計ファイルを提示する）昨年度から報告数が薬剤部で急増しているのは、疑義照会をインシデントレポートで提出しているため。薬剤部の疑義照会のインシデント報告は、薬剤部で出庫する前に処方ミスなどに気づいて修正したものになり、レベル0で月に70件から80件あり、診療科別や時間帯など分析をしています。
◆ 転倒も集計しているのか。	◇ 転倒転落は、薬剤に次いで多いため、別途、集計しています。
◆ 集計は部署ごと、医療機器や手術トラブルなど、各部署で減らす取り組みしているわけですね。	◇ （各部署のQI活動のテーマ一覧を提示して）部署ごとにインシデントの特徴があるので、それらを分析して改善計画をたてて取り組んでいます。
◆ 放射線は。	◇ 造影CTで血管外漏出を減らす取り組みをしています。
◆ 各部署での取り組みを見ることで全体を把握できています。	
◆ 中央材料室は委託でないのですか。AA病院は委託に切り替えたようです・・。	◇ 委託はしていません。中央材料室では、出荷後も汚染がないか管理していて、滅菌材料の質の担保を図る取り組みをしています。
◆ 研修参加の人数ですが、半数参加していればいい。また、研修のテーマを見るとその病院の質が全部わかります。他院では、何が問題なのか分かりにくいテーマもあります。	◇ 研修のテーマは医療安全だけで考えているわけではなく、RMTという多職種構成するチーム内でもテーマの検討をしています。先日もMRIでペースメーカーを挿入している患者の検査の申し込みに関連して、MRI対応のペースメーカーでも事前に設定を変更する必要があるなど、知識不足が原因のエラーが多くなったのでテーマに入れています。
◆ 知識を均一にするのは難しいことですね。	
◆ 医療安全推進室に配置されているのは誰ですか。コピーをください。	◇ （医療安全マニュアルの医療安全組織図を提示）構成メンバーは、医療対話推進者2名、薬剤師、副院長です。
◆ 医療安全管理部門の業務指針はありますか。	◇ （医療安全管理指針および医療安全推進室運営規程を提示）
◆ 相談件数は集計していますか。	◇ 医療対話推進者が相談を主に受けて件数をまとめています。
◆ 医療安全推進室と医療安全管理部門は同じととらえてよいですか。	◇ 同じです。
◆ 業務指針は同じですか。	◇ はい。
◆ 日赤の規定で決まっているのですか。	◇ はい。
◆ 業務改善計画は作成しているのですか。	◇ （業務改善計画書のファイルを提示する）
◆ 活動実績は。	◇ 平成30年度は、3月に電子カルテの更新があったため、それに合わせて「アレルギー情報の共有」「画像診断・病理診断報告書の見逃し防止」に対する対策を計画し実施しました。
＜医療安全対策加算＞	

厚生局の質問（適時調査）	病院の回答
◆ Dさんの業務は医療安全管理者（専従リスクマネージャー）のところでよいですか。	◇ はい。
◆ 安全管理部門の業務の企画立案をしているのですか。カンファレンスは週に1回やっていますか。	◇ （記録を提示する）毎週水曜日にカンファレンスを行っています。医療事故調査制度に基づき、院内すべての死亡事例に関しても行っています。このカンファレンスの中で、院内の発生している事象から、医療安全管理委員会に問題を提起して改善計画を立案し、進めていくかどうかを討議します。
◆ 定期的に院内巡視は行っていますか。	◇ リスクマネジメントチーム（RMT）は月に2回ラウンドを実施します。年度計画を立て、テーマを決めて巡視しています。当院では酸素ボンベの事故があったので、ボンベの管理状況を監視しています。
◆ 院内巡視の記録はありますか。	◇ （RMT活動記録を提示する）
◆ 相談窓口はありますか。医療対話推進者が患者の相談に応じているということでよいですか。	医療対話推進者がまず中立の立場で相談を受けます。そのうえで、どのように対応するか検討します。医療対話推進者との患者サポートカンファレンスに毎週参加しています。現在は同じ部屋に在籍しているので、情報の共有が早くなっています。
◆ 相談に関して情報提供はどのようにしていますか。	◇ 入院案内、PFM、各病棟、中央カウンター、総合案内そばに相談窓口紹介の掲示物があります。相談がある場合は入退院センター窓口でまず受け付けて、関連する部門に繋ぎます。
◆ 患者相談や医療福祉相談などの窓口があるということでよいですか。	◇ はい。
◆ 医療福祉相談は福祉、医療費の相談を受けるということでよいですか。	◇ はい。
◆ （施設基準に記載されている医療安全管理者、医療安全管理部門が行う業務に関する事項について）医療安全管理指針の記述内容などに多少食い違いがありますが、役割がはっきりしていれば問題はありません。日赤本社の規定に合わせて作成しているので仕方ないのですが、施設基準に記載されている項目を参考に入れると、わかりやすくなるのでよいでしょう。	
◆ 医療安全対策地域連携加算1をとっていますが、専任の医師はいますか。医療安全管理3年以上の経験はありますか。	◇ E医師は医療安全管理者養成研修も受けています。G医師は医療安全管理者養成研修を今年度受講する予定です。
◆ 医療加算2はどの病院ととっていますか。	◇ 加算1はBB病院と、加算2はCC病院と、年一回情報交換しています。
◆ 地域全体の底上げのためですね。	◇ BB病院には今年2月22日に訪問し、CC病院が来院したのは3月7日、BB病院の訪問は今年の1月29日でした。CC病院からの評価も受けて報告もしています。
◆ 評価の中身、評価項目は。	◇ （議事録を見せる）日赤本社のものに基づいて行っています。設置主体はそれぞれ異なっていますので、項目内容については相談して決めています。

厚生局の質問（適時調査）	病院の回答
＜医療安全対策加算１＞	
◆　問題はありません。組織的にはよくわかりました。今年度から厚労省は毎年一回の調査にしたいと検討しているようです。なので、調査内容は簡素化するのではないかと考えられます。これはあくまで私の考えです。	
◆　内容に関して８月か９月に新しい施設基準の解説書が出ますので、よく確認しておいてください。	
＜感染＞	
◆　（感染対策に関して、①院内感染対策委員会規定、②委員会記録、③感染情報レポートを確認）	◇　（掲示、保存文書を掲示）
◆　Ｈさんは専従ですね。	◇　はい。
◆　①委員会規程の作成日は。委員会の構成メンバーは。	◇　（規定表紙の作成日で確認）
◆　委員会メンバーのコピーをください。	◇　（コピーを渡す）
◆　院長、副院長、事務長は入っていますか。	◇　はい。
◆　②委員会は、月に１回開催が義務づけられていますが開催していますか。	◇　毎月開催しています。開催日は不定期で原則第３週の水曜日16：00から16：45に実施しています。
◆　内容は、講義や報告ですか。	◇　はい。
◆　院長などが欠席した場合は、その後どのように対応していますか。	◇　欠席の場合は、議事録を回覧しています。
◆　③感染情報レポートは誰が作成しているのですか。	◇　臨床検査部（検査技師）です。
◆　臨床検査部ですか。	◇　細菌検査室です。
◆　毎週結果は届きますか。	◇　はい。
◆　電子カルテにアップしていますか。	◇　はい。前週分が翌週の初めに感染管理システムにアップしています。
◆　消毒薬は病室、病棟の入り口に設置していますか。	◇　病院入口、病棟入口と各病室の入口、看護師とナースアシスタントなどの職員はポシェットかコードリールで携帯しています。
◆　その消毒薬は誰が管理しているのですか。	◇　管理は各部署で行っています。使用量は感染管理室で把握しています。
◆　委員会などで報告できていますか。	◇　はい。
◆　入院基本料（感染管理）については問題ありません。	
◆　委員会のメンバーとトップは誰ですか。	◇　副院長兼感染管理室長のⅠ医師が委員長。
◆　薬剤部は副部長が参加していますが、薬剤部長は誰ですか。	◇　薬剤部長はＪ副院長。
◆　それはどこでわかりますか。この表には記載されていません（構成メンバー）。	◇　（医師の一覧を人事課が持参して表示）
◆　兼務ですか。	◇　はい、副院長と兼務です。
＜感染関連の加算＞	
◆　組織的には、感染管理室ですか。	◇　はい。
◆　そちらの専従は誰ですか。	◇　Ｋです。

厚生局の質問（適時調査）	病院の回答
◆ ICTでの常勤医師は誰ですか。	◇ L副院長とM医師です。
◆ O先生と2人。	◇ はい。
◆ 勤続15年と4年の経験でよいですか。	◇ はい。
◆ 専従は1人ですか。	◇ はい、他にN看護師が専任でいます。
◆ R薬剤師は、26年の経験でよいですか。	◇ はい。
◆ 院内の感染管理者はP副院長。	◇ はい。
◆ 感染対策地域連携加算をとっていますか。	◇ はい。
◆ 抗菌薬適正使用チーム加算もとられているが、メンバーは誰ですか。	◇ （メンバー表を提示して説明）
◆ 専従は。	◇ Qです。
◆ ICTチームの専従と異なるものが望ましいと記載されています。人が育ってきたら別の人にするといいでしょう。	◇ （ASTメンバー表を提示） はい、わかりました。
◆ ICTのメンバーは、感染管理者は。	◇ （メンバー表を提示）P副院長。
◆ （ICTの具体的な業務内容を確認）	◇ （感染管理指針を提示）
◆ マニュアルはありますか。疾患別感染、感染経路別、洗浄、消毒、滅菌などに関して各部署に配布していますか。	◇ （感染対策マニュアルを提示）はい、感染管理室に紙面であり、他は電子カルテ内の感染管理システムとMy webに掲載しています。すべての職員がいずれかの端末で閲覧ができるようにしています。
◆ 感染管理の研修は何回実施していますか。	◇ 平成30年度は年間43回実施しました。
◆ 結構研修は多いですね。レベルに合わせてやっていますか。	◇ 集合教育やWebセミナー、開催時間を変えて複数回行うなど、受講形態を変えて実施しています。
◆ 受講者に合せてやっているということですか。	◇ はい。
◆ 時間的には30分くらいですか。	◇ はい、30分〜1時間程度です。
◆ 新採用研修はやっていますか。	◇ はい、実施しています。
◆ 全体研修はいつやりましたか。	◇ 平成30年度は5月10日、12月18日にAS研修、Webセミナー、2月19日に新型インフルエンザシミュレーション報告を実施しています。
<感染防止対策加算1、感染防止対策地域連携加算1>	
◆ 連携病院はどこですか。	◇ DD病院、EE病院、FF病院です。
◆ 年4回定期的なカンファレンスが義務づけられていますが、ビデオ通話によるカンファレンスは行っていますか。	◇ ビデオ通話などのICTは使用していません。
◆ 対面でカンファレンスをしているということでよろしいですか。	◇ はい、対面で行っています。
◆ いつ実施しましたか。	◇ 実施日は5月17日、7月19日、11月15日、3月14日です。
◆ 記録は残っていますか。	◇ はい。（議事録を提示）
◆ 相談は受け付けていますか。	◇ はい、記録も残しています。（記録を提示）
◆ 特定抗菌薬の適正使用に関して届出用紙はありますか。	◇ （抗MRSA薬、指定抗菌薬の届出用紙を提示）
◆ 定期的に院内回診はしていますか。	◇ はい。
◆ 感染加算をとっているか表示はしていますか。	◇ 病院入口にあります。
◆ 各病棟にも掲示されていますか。	◇ はい。

厚生局の質問（適時調査）	病院の回答
◆ 第3者機関の評価を受けていますか。	◇ はい。病院機能評価と JCI です。
◆ JANIS に参加していますか。	◇ 参加しています。このほか、日本環境感染学会ザーベイランス事業（JHAIS）にも参加しています。
◆ 保健所にも報告していますか。	◇ はい。全数把握と定点把握について報告しています。
◆ 地域連携では年間1回以上の相互チェックをしていますか。	◇ 加算1の連携施設は、DD 病院、EE 病院、FF 病院で、DD 病院と EE 病院との相互チェックは終了しています。
◆ 抗菌薬適正使用チーム規定や業務内容がわかるものを見せてください。	◇ はい。（抗菌薬適正使用支援チーム規定を提示）
◆ 4月1日に作成したのですか。	◇ はい。感染症学会等で出しているガイドラインを参考に作成しました。毎日8：45からカンファレンスを行い、内容は電子カルテに記録しています。
◆ 院内研修は年2回行っているが、具体的にはいつですか。	◇ 30年5月10日と12月18日です。
◆ マニュアルはどのように作成されましたか。	◇ ガイドラインから抜粋しています。（提示する）
◆ いつ作成しましたか。	◇ 7月1日です。
◆ 薬剤の使用中止などに関連して見直しをしていますか。ASTの委員会で検討していますか。	◇ 抗菌薬29品を削減しました。同じ系統のものを1つにしています。
◆ 薬剤部ニュースでお知らせしているのですか。	◇ はい。医局会でも共有しています。
◆ 他の医療機関からの相談は受けていますか。	◇ 薬剤師のRが受けています。逆に EE 病院に感染症医師がいるので相談することもあります。
◆ 感染加算も問題ありません。今回、指摘事項はありません。	

個別指導・適時調査における厚生局の質問と病院の回答

領　域：適時調査　看護②

対応者：認定看護師

◆→厚生局　◇→足利赤十字病院

厚生局の質問（適時調査）	病院の回答
◆　「褥瘡計画立案から評価の一連の流れ」「褥瘡対策チームの設置がわかるような資料」「褥瘡対策チーム設置されている規定」を見せてください。	◇　（「褥瘡対策委員会規定」、組織図・登録者の資料を提示する）褥瘡対策チームは褥瘡対策委員会メンバーが、チームメンバーになっています。
◆　褥瘡対策委員会メンバー＝チームメンバーということですか。	◇　褥瘡対策委員会メンバーが褥瘡対策チームメンバーになっています。
◆　診療報酬では、褥瘡対策委員会というよりは褥瘡対策チームを設置することと謳われています。褥瘡対策委員会＝褥瘡対策チームということは「チームスタッフ」という一文しか見あたらないが、どこでどう読み取ったらよいのか。診療報酬では、「チームというのは、経験を有する専任の医師と、褥瘡の看護に関する経験を有する専任の看護師職員で構成する褥瘡対策チームをつくりなさい。チームの人が褥瘡委員会に参加し活動すること」の2つが謳われています。褥瘡対策委員会、褥瘡対策チームと2つあってもよいと思います。	
◆　褥瘡対策チームが委員会の下部組織であるのか、イコールの組織であるのか文章で表してある資料はありますか。	◇　現在は提示している資料しかありません。
◆　リンクナースはもっと下部組織にあたります。	◇　実際にはリンクナースも協力して活動しています。
◆　褥瘡対策委員会があって、チームが現場で活動し、リンクナースはもっと下部組織になるのではないでしょうか。	
◆　ラウンドにはチームスタッフが必ずしているのですか。	◇　毎週しています。医師、看護師、薬剤師、管理栄養士、理学療法士のチーム全員でラウンドしています。
◆　褥瘡対策チームの活動はどこに規定がありますか。	◇　「リンクナースの運営」というのであればあります。ただ、他職種については記載されていません。他職種も交えてチームとしての動きを表す文章は、今はありません。
◆　褥瘡診療計画書の作成についてどこかに記載してありますか。	◇　院内の褥瘡対策手順書に記載してあります。
◆　手順書に医師の役割の記載が載っていないですね。	
◆　リンクナースも届けを出していますか。	◇　各病棟のリンクナースとして届けを出しています。

厚生局の質問（適時調査）	病院の回答
◆ 委員会の規定はとてもよくできていますが、褥瘡対策チームとしての活動の記載もまとめておくとよいと思います。要件は十分満たしていると思います。委員会の規定の中に下部として褥瘡対策チームが明確に設置している文章を整理しておくとよいと思います。看護師の活動だけでなく、専任医師の役割のことはよく指摘されるので、規定に記載してください。	
◆ 褥瘡対策委員会の議事録を見せてください。	◇ （議事録提示）金曜日に実施しています。
◆ 気になったことは出席者名のところに欠席者名を記載するのですか。出席者欄に欠席者名を記載するのは第三者がみると違和感があるので検討してください。	◇ 院内統一されている議事録のフォーマットに沿って記載しています。
◆ 褥瘡危険因子の評価はどのようなものを使用していますか。	◇ 厚生労働省の危険因子評価表を使用しています。（実際使用しているものを提示）
◆ どんな流れで誰が評価していますか。	◇ （院内のフローチャート提示）
◆ 実際の計画書をみせてください。	◇ （カルテ展開して提示）
◆ 専任の医師はＡ先生ですか。	◇ はい。
◆ 褥瘡がある人の記録をみせてもらっていいですか。	◇ （カルテ展開して提示）（褥瘡ラウンド時の記載提示）
◆ 次回の回診時はどこでわかりますか。	◇ 再診予約が次回の回診日になります。
◆ 褥瘡チームの記録はありますか。チーム別のカテゴリーの記録はありますか。	◇ チームのカテゴリーもあるかもしれませんが、褥瘡回診では皮膚科の回診枠で患者と把握をしています。
◆ 体圧分散マットの基準などみせてください。	◇ 院内の褥瘡対策手順書の中にあります。（マットレスの種類など資料提示）
◆ マットレスは中央管理しているのですか。	◇ 中央管理しているものはエアマット５台のみです。その他は病棟にあり、リンクナースが管理しています。ほぼ全員体圧分散マットを使用しています。
◆ マットレスの評価や見直しをする場合はどうしていますか。	◇ すぐ相談したい場合は電話で相談がくるようになっています。
◆ 必要なマットレスが病棟にないときはどうしていますか。	◇ 探して手配しています。
◆ 褥瘡対策に関してはとてもよくできていますが、「チーム」の院内の位置づけ、規定などは整理を検討してほしいと思います。	
◆ ハイリスク加算について確認していきます。Ｂさんは専従看護師なんですね。	◇ はい。
◆ 認定ですか。証明書みせてください。	◇ （証明書提示）
◆ アセスメントシートはどのようなものを使用していますか。	◇ 危険因子の評価票は厚生労働省のものを使用しています。
◆ 褥瘡予防治療計画書やハイリスクアセスメント票を見せてください。	◇ （カルテ展開し提示する）
◆ この計画書を作成する際、主治医と共同して作成していますか。受け持ち看護師と相談していますか。	◇ 入院時は、その日の受け持ち看護師などが計画を立案し、（Ｂ看護師が）内容をチェックし皮膚科依頼や形成依頼や栄養課と相談しています。

厚生局の質問（適時調査）	病院の回答
◆ 週1回、チェックなどをしていますか。	◇ （仙骨部の評価を提示する）経時でみられるようになっています。
◆ ハイリスクの実施件数や褥瘡発生率など記録がありますか。	◇ 資料提示ハイリスクの立案は2211件、年間計画しました。
◆ カンファレンスは週1回していますか。	◇ 毎週金曜日褥瘡回診の後にカンファレンスしています。
◆ カンファレンス参加メンバーは。	◇ 管理栄養士、薬剤師など交えて行っています。
◆ 研修会はどのようなことを行っていますか。	◇ 昨年度1月18日、理学療法士とともに「褥瘡予防・ポジショニング」について実施しました。どうしても参加できなかったスタッフは資料を配布し病棟などで伝達し合ってもらいました。
◆ 新人の研修はどうなっていますか。	◇ 3時間程度、スキンケアに関すること、褥瘡予防に関すること、背ぬきの実践、陰部洗浄オムツ交換について説明しています。
◆ B看護師の勤務表みせてください。	◇ （提示する）
◆ タイムカードではないのですか。	◇ タイムカードは使用していないです。
◆ 出勤時間、退勤時間はわかりますか。出勤簿は、印鑑を使用しているのですね。出勤時間、退勤時間はわからないということですね。	
◆ Bさんは褥瘡対策チームとどのような連携、どんなサポートをしていますか。	◇ 褥瘡対策チームに一緒に参加して、情報共有、他職種との調整や相談を受けています。
◆ 褥瘡ハイリスクについては特に問題ありませんでした。	
◆ Bさんの認定の修了書を見せてください。	◇ （修了書提示）
<栄養管理>	
◆ NSTは専従ですか。	◇ NSTは昨年度から専任になりました。1チームあたり1日15名以下になりました。
◆ 栄養管理の医師は誰ですか。	◇ 脳外科のC医師です。
◆ 専任の医師、看護師、薬剤師、栄養士は誰ですか。	◇ 脳外科C医師、D看護師、E薬剤師、F栄養士です。
◆ 研修を終えた書類をみせてください。	◇ （提示する）
◆ 4名の出勤簿みせてください	◇ （提示する）
◆ 現在は何名くらいとっていますか。	◇ 月25件くらいです。
◆ チーム活動の中では臨床検査技師さんもはいっていますか。理学療法士、歯科医師も入っているんですね。	◇ はい　一緒に活動しています。
◆ 栄養管理体制として管理栄養士は病棟ごとに配置していますか。	◇ はい、配置しています。
◆ 管理栄養士は11名ですか。	◇ はい、11名です。
◆ 栄養管理手順書を見せてください。	◇ （提示する）
◆ SGAシートの内容はどのようになっていますか。	◇ （カルテ展開し、提示する）看護師が記載しています。身長、体重や体重変化、浮腫みなど身体かかわることを看護師が記載しています。栄養士がリスクや課題、計画をたて、患者に説明しています。
◆ 入院した際に計画書作成し、アセスメトするのは看護師ですか。	◇ 入院24時間以内に看護師が計画書を作成しています。主観的客観的にアセスメントしています。

厚生局の質問（適時調査）	病院の回答
◆ 判断したものを管理栄養士は何をみていますか。	◇ 医師の指示と看護師の計画書と患者状態を踏まえてリスクを判断しています。（カルテ見ながら）摂取不良のリスクがあると判断し、7日以内までに3職種で栄養管理計画書を仕上げています。
◆ リスク管理は。リスクの基準ハイとかローとかリスクのレベルはどうなっていますか。	◇ リスクは軽度、中等度、重症リスクレベルがあります。主観とアルブミン中心に栄養状態を判断しています。アルブミンを参考に浮腫の状態など患者の状態を総合的にSGAを看護師が作成し、栄養士はSGAでリスクがある場合は1週間評価しています。
◆ 看護師は軽度と判断して、栄養士は中等度と判断することはないですか。	◇ そのような場合は栄養カンファレンスですり合わせをしています。カンファレンスのスクリーニング基準もあります。
◆ 入院診療計画書の栄養管理「有」というのは、医師の治療食以外では誰が判断し「有」と記載していますか。	◇ 医師、栄養士、看護師が話し合ったなかで「有」にしています。
◆ 栄養計画書を作成して再評価というのは。	◇ （カルテ展開し、確認する）再度計画書を見直ししています。
◆ 記録は。カンファレンスの記録は。	◇ （カルテ展開し、栄養士の記録、看護師の記録を確認する）カンファレンス以外に栄養士の栄養管理記録は別にあります。（カルテ展開し確認する）
◆ 栄養士の記録は栄養士の記録、理学療法士の記録は理学療法士の記録をみるなど別々なんですね。皆さんどこをみて情報収集しているのでしょうか。カンファレンスならカンファレンスのカテゴリーでまとめてあるとかではないのですね。カンファレンスならカンファレンスのカテゴリーをみて、その中の栄養管理、褥瘡など情報が見やすい仕組みがあるといいですね。	◇ チームの記録はチームのカテゴリーを参照すればわかります。カンファレンスは付箋をつけてわかるものもあります。
◆ 1週間ごとにカンファレンスしていますか。患者全員をカンファレンスしていますか。	◇ カンファレンススクリーニング基準に沿って行っています。前回介入した患者もカンファレンスしています。カンファレンスの曜日は部署ごとに異なります。
◆ 短期滞在の患者も栄養管理をしていますか。	◇ 栄養管理計画書は行っています。
◆ 短期滞在はどのような方ですか。	◇ 白内障、結石破砕術などです。
◆ 栄養サポートチームの位置付けがわかる資料はありますか。	◇ （組織図提示）
◆ 委員会の規定はありますか。	◇ （規定を提示）
◆ NSTの方で、患者に説明して計画書を渡した場合、同意を得て渡した日付とサイン、カルテに「計画書を作成し同意を得て渡した」と記録に残っているといいですね。計画書の同意を得たと言う証拠が残っているといいですね。	

厚生局の質問（適時調査）	病院の回答
<看護管理、看護一般> ◆ 付き添いの基準はありますか。	◇ （病棟マニュアル提示。実際に記載してある許可証を提示）申請書を記載してもらいます。長く付き添う方もいるので、病棟が移動した場合は再度記載してもらう場合もあります。理由についても「不安が大きい」という理由で付き添いする方が多くいます。保存しています。
◆ 師長、係長の配置はどうなっていますか。	◇ 部署に師長、係長がいます。係長が2名いる場合もあります。
◆ 看護の提供方式を教えてください。	◇ 継続受け持ち制デイパートナー方式です。
◆ パートナーシップですか。	◇ デイのパートナーです。デイパートナーシップは当院だけのネーミングです
◆ 2交代ですか。	◇ 変則2交代。13時間夜勤が1部署あります。
◆ 13時間夜勤は進まないですか。	◇ 何か所か試しましたが　続かない現状があります。
◆ 休憩時間が58分。60分でなく58分というのは意味があるのですか。	◇ 組織全体で、8時45分から17時5分で働く職員は、就業時間で計算し58分になっています。4週6休になった際に58分になったと思います。
◆ 労働基準的には問題ないと思いますが、58分というのが気になりました。	
◆ 看護補助者業務の規定をみせてください	◇ （看護助手業務基準手順を提示する）
◆ 病棟ごとにやることは違いますか。	◇ 基本的にはやる業務は同じです。部署の特殊性によっては多少内容が異なります。早番・日勤・遅番で業務が異なります。
◆ いつ改定していますか。	◇ 毎年3月に改定しています。
◆ 看護記録の基準をみせてください。	◇ （提示する）毎年3月に改定しています。
◆ 看護計画を見せてください。	◇ 患者から情報をとり、アセスメント総合評価し看護計画を立案しています。NANDA看護診断を行っています。
◆ 評価日はいつで、評価日は何をしていますか。	◇ （カルテ展開し提示する）2人以上で看護診断カンファレンスし評価しています。
◆ SOAPでない記録、経時的な記録はフォーカスですか。	◇ そうです。
◆ 必要度はどのようにしていますか。	◇ （カルテ展開し説明）
◆ 必要度は受け持ち看護師がチェックしていますか。	◇ 毎日行っています。
◆ 受け持ち看護師は研修を受けていますか。	◇ はい。毎年病院の代表が研修を受講、試験を受け、合格したスタッフが、研修を企画し、必要度研修を実施しています。必要度を行っているスタッフはその研修を受講しています。研修不参加者は研修資料のパワーポイント資料、DVDを視聴し、試験を受けています。
◆ 必要度の日々の集計はしていますか。	◇ 月に一度行っています。その後DPCのデータと照らし合わせています。日々の集計はしていませんが、月半ばに集計を行っています。

厚生局の質問（適時調査）	病院の回答
◆ DPCと異なる部分はどのような部分ですか。	◇ DPCは医事課のデータになるので、医事システムに飛ばないものに関しては合わないものがあります。例えば麻薬の注射の場合は合わないことが多いです。あとはチェックもれなどもあります。
◆ 監査はしていますか。	◇ 突合している際にあってない部分を見直ししています。監査はしていません。
◆ 新人も必要度を行っていますか。	◇ 新人はできないので、パートナーと一緒に行っています。
◆ 精度を上げるために何かありますか。	◇ 年に1回は病棟で勉強会を行っています。間違えやすい項目を共通理解しています。
◆ 他の病院ですが、必要度の担当者がいて、2週に1度監査する病院もありました。	◇ 各病棟の傾向など交えて精度をあげる努力しています
◆ モニターをつけている人の記録をみせてください。「サイナス」と記載されているのが観察記録なのですね。	◇ （カルテ提示　経過表提示）
◆ 管理日誌みせてください。	◇ （病棟管理日誌提示する）
◆ 学生は来ていますか。	◇ 来ています。
◆ 学生が来ていることはどこでわかりますか。	◇ 学生が来ていることは記載していません。
◆ 学生をたくさん受け入れしているのに記載しないことはもったいないです。○○学校から○名だけでも記録に残したほうがいいと思います。検討してください。	
<病棟ラウンド　東2>	
◆ 電子カルテの中に手順がはいっていますか。	◇ 入っています。紙媒体で手順を持っているのは看護部のみです。
◆ スッタフメンバー表をみせてください。	◇ （ホワイトボードにて日勤スタッフ、担当患者を確認してもらう）
◆ 掲示物は。	◇ （病棟の掲示物確認）
◆ 排泄物はどちらに置きますか。	
◆ 鍵がしまるのですね	
<病棟ラウンド　東5>	
◆ 過去に戻り、誰がどの患者を担当したかわかるようになっていますか。	◇ わかるようになっています。（「業務分担表」を見せる）
◆ 業務分担表はパソコンで入力しているのですね。	◇ 「業務分担表」に入力している部署もあれば、週間スケジュールの用紙に記載している部署もあります。
◆ （部署の廊下に掲示されているスタッフの紹介写真をみて）スタッフ職員のプライバシーを守るのも必要かと思います。フルネームでなく苗字のみにするなど。写真のみなど。この写真の掲示を嫌がる職員はいませんか。	

個別指導・適時調査における厚生局の質問と病院の回答

領　域：適時調査　事務（基本診療料①）

対応者：看護副部長

◆→厚生局　◇→足利赤十字病院

厚生局の質問（適時調査）	病院の回答
◆　様式9は誰が作成していますか。	◇　看護部です。
◆　「看護研究計画書」、夜勤時間帯の修正を。0.33でのせてあったので0.25へ修正を。他の委員会等の終了時間と時間登録で差し引いている時間が違っているところがあります。	◇　確認し、修正します。
◆　看護部看護業務改善担当者会は開催時間が15：00～15：50になっていますが、時間登録（様式9）では50分差し引いている方と、1時間差し引いている方がいますが、どちらが正しいですか。	◇　（看護業務改善担当者会の委員長に確認する。開催時間は1時間（15：00～16：00）であることの確認が取れる）すぐに修正します。
◆　入院基本料、夜勤時間3人以上の配置が必要ですが、時間が足りないところがあります。4人夜勤のところは問題ありません。小児入院医療管理料に関しては2人以上の配置が必要ですが、3人配置されているので問題ありません。しかし、7対1入院基本料では夜勤の看護配置は3名以上必要です。（西7の6月分の部署管理日誌と事前に提出してある6月分の様式9（西7）を照らし合わせる。その後、5月分の西7の勤務実績表と部署管理日誌を持ってくるように言われ、照らし合わせる。夜勤で西7から他部署支援に出ているのか確認する）4人夜勤で支援に出ているのが問題ありませんが、やはり3人夜勤でも少しの時間支援に出ていますね。	◇　15分程度とかオムツ交換などの支援に行くということはあります。その時々で時間はまちまちです。西7階病棟入院患者数が少ない時は支援に出ています。
◆　5分のヘルプとは何ですか。（何人かの支援の記録を部署管理日誌でチェックする）	◇　わずかな時間ですが、おむつ交換などです。
◆　勤務時間実績表（様式9）でどうしてこういう時間になったのかわからないものがあります。6月5日（東2　A看護師）、日勤、時間が少ない、早退か何かしているのですか。	◇　（部署の師長に確認する）6月5日、6時間5分の早退です。
◆　病院報告の数値と入院患者数が合いません。平均入院患者数はOK、点数の超過入院、超過している月はなかった。OK。	◇　（産婦人科の新生児の部分に関して説明）
◆　平均在院日数の根拠となる書類を見せてください。	◇　（提示）

厚生局の質問（適時調査）	病院の回答
◆ 看護必要度、患者の割合、直近３か月分を見せてください。４、５、６月はいずれも30％を超えていますか。	◇ （掲示）はい。
◆ 看護必要度の評価は院内研修を受けた人が行っていますか。また、研修は決まった時期に行っていますか。	◇ 評価は院外研修を受けた人が院内研修を開催しています。全看護職員対象に年１回開催していて、だいたい７、８月に行っています。院内研修を受けた人が評価を行っています。
◆ 他の人への周知は研修形式で行っているのですか。	◇ はい。研修終了後に看護職員を対象に研修会を開催しています。
◆ 参加できない場合のフォローアップはどのようにしていますか。	◇ 各部署にDVDを配布し、研修受講者からの伝達講習か個人でDVDを視聴するようにしています。
◆ 重症度、医療・看護必要度による評価項目についてチェック項目は変わりないですか。	◇ はい。
◆ （精神科病棟（東４）について）重症認知症加算が認められるため、看護職員の数、入院患者の数が分かるものありますか。	◇ （提示）
◆ 急性期看護補助体制加算、精神科急性期医師配置加算についても看護職員数、入院患者数がわかるものをお願いします。	◇ （提示）
◆ 精神科身体合併症管理加算について患者の割合がわかるもの見せてください。	◇ （提示）
◆ 精神科で救急車・ヘリにより搬送され、12時間以内に診察したのがわかる資料を見せてください。	◇ （過去３か月分の救急車で来て、精神科医がみた数を提示）
◆ 精神科急性期治療病棟入院料１は算定していますか。	◇ していません。
◆ 精神科急性期医師配置加算の施設基準の要件の一つである24時間の救急医療体制の有無については何に該当しますか。	◇ イです。「救命救急センター」。
◆ 看護補助者に対して院内研修の実施状況が分かるもの、参加者名簿、内容が分かるものはありますか。	◇ （看護補助者業務基準・手順をみせる）毎年基準・手順の見直しをしています。（平成30年度の看護補助者研修一覧表を見せ、研修資料、研修参加者名簿を確認する）
◆ 院内研修を受講できない方にはどのような対応をしていますか。DVDとかを見せているのですか。	◇ はい、研修資料（DVD）を欠席者に渡しています。
◆ 看護職員と看護補助者、どのように業務を分けているかわかるものありますか。	◇ （看護管理基準をみせる）
◆ 看護補助者研修に携わっている方は決められた研修を受けていますか。	◇ はい、看護師長全員ではありませんが、受けています。
◆ 看護師の負担軽減に向けて軽減できる責任者の名前を教えてください。	◇ A看護部長です。
◆ 勤務環境改善の委員会等の議事録ありますか。改善に関する計画書はありますか。	◇ （「勤務環境改善検討ファイル」提示）
◆ 計画は職員の方に周知していますか。	◇ 院内に掲示しています。
◆ 緊急の入院患者数が分かるものはありますか。	◇ （「救命救急センター診療実績報告」 H30.4～H31.3分提示）

厚生局の質問（適時調査）	病院の回答
◆ ドクターヘリの患者数が分かるものはありますか。	◇ 24人です。
◆ 病棟の面積はどのように調べていますか。	◇ 内法です。
◆ 療養環境加算、病棟の面積が分かるものはありますか。	◇ （提示）
◆ 保健所の立ち入り検査の際、医師と看護要員の数が分かるものありますか。	◇ （医療監視の際の資料を提示）
◆ 夜勤配置加算について、基本的にヘルプに入るのは西7階病棟のみですか。	◇ そうです。
◆ 他の病棟に行っている間、他のスタッフが来ることはありますか。夜勤加算は、常時3人は必要であるため、確認させてください。	◇ 4名で勤務に入ることもあります。新人が見習い等で入ります。
◆ 臨床研修病院入院診療加算は基幹型の基準でアとイのどちらですか。	◇ アです。
◆ 研修医2.5名につき、指導医1名以上であるか。	◇ 研修医は医師22名、歯科医師2名です。
◆ 研修管理委員会は設置されていますか。	◇ 設置されています。
◆ 保険診療に関する講習は年1回以上実施していますか。	◇ しています。（開催日を提示）
◆ 参加出来なかった方への対応は。	◇ 参加出来なかった方に対しては、資料を供覧しています。

個別指導・適時調査における厚生局の質問と病院の回答

領　域：適時調査　事務（基本診療料②）

対応者：東8F看護師長→入退院センター　医療連携課長、PFM看護
　　　　師長→病歴管理課係長、主事→講堂　医療安全課長、他担当者

◆→厚生局　◇→足利赤十字病院

厚生局の質問（適時調査）	病院の回答
＜東8F＞	
◆ 重症者療養環境特別加算を算定している部屋を確認します。（酸素、吸引など設置されていること、常時モニタリングできる状態であることを確認する）	◇ （833・834・835号室へ移動する）部屋にはモニターが設置されており、ナースステーションでも常時観察できる状態になっています。
◆ 差額ベッドを徴収している部屋ではないですよね。	◇ はい。とっていません。
◆ 療養環境加算について確認します。（移動後、資料確認し終了）	◇ 講堂に資料として準備してあります。
＜入退院センター＞	
◆ （入口2か所に明記されている各種相談窓口の案内を確認する）	
◆ 患者サポート体制加算、入退院支援加算、療養・就労両立支援指導料について確認します。	◇ （担当部署の紹介後、届出している看護師の紹介およびMSWの修了証を提示。掲示物やリーフレットなどを用いて説明を行う。相談窓口は個室もあり、プライバシーに配慮していることを説明する）
＜病歴管理課＞	
◆ 電子カルテの始動はいつからですか。	◇ 2011年7月4日からです。
◆ 入院カルテの保管はいつからですか。	◇ 1999年から保管しています。
◆ 入院で一番多い病名はなんですか。胃がんの患者を提示してください。（診療科、患者氏名、手術、担当医など記載されていることを確認する）	◇ （2019年6月の対象患者リストをシステムで提示）
◆ 直近で退院した患者を見せてください。診療科は問いません。	◇ （眼科の患者を提示）
◆ サマリーの作成率はどのくらいですか。	◇ 95%です。サマリーの記載がない場合、当該患者が退院後、1週間に2回、主治医に記載するよう督促をしています。
＜正面玄関＞	
◆ （総合入院体制加算1→手術件数確認する。ハイリスク分娩管理加算→手術件数確認する）	◇ （救命救急センター当直表提示）

厚生局の質問（適時調査）	病院の回答
<講堂>	
◆ 検査や画像など24時間体制であること、また、薬剤師が常時いることを証明するものはありますか。	◇ （該当ファイルを提示）
◆ 看護必要度が確認できるものはありますか。	◇ （該当ファイルを提示）
◆ 施設内禁煙ですか。	◇ はい、そうです。（事前提出資料でポスターや掲示箇所については了承している様子）
◆ 病院機能評価は受けていますか。	◇ はい、受けています。JCI も。検査部ではISO15189も取得しています。
◆ 医師、看護職員、医療従事者の負担軽減や処遇改善に関する取り組みが分かるものを提示してください。	◇ （メディカルクラーク委員会名簿、議事録提示。勤務環境改善検討委員会のファイルを提示、年間計画や負担軽減策を示す）
◆ 委員会に不参加の職員にはどのように対応していますか。	◇ 不参加の職員には資料を配布しています。
◆ 医師事務作業補助体制加算についての関係書類を確認します。	◇ （メディカル委員会規程、業務規程、業務台帳、医師事務作業補助者32時間研修のファイルを提示）
◆ 今年入職をしたAさんの研修状況を教えてください。	◇ （関係書類を提示し、研修が終了していることを示す）
◆ 届け出をした時の一般病床数はいくつですか。	◇ 500床です。
◆ 医師事務作業補助者の責任者は誰ですか。	◇ 事務部長のBです。
◆ 超急性期脳卒中加算の体制を確認します。	◇ 担当医はC医師です。（出勤簿も提示）
◆ コンピューター断層診断が常時算定できる体制を確認します。	◇ CT、MR は常時撮影可能な状況にあり、時間外も技師の当直体制をとっています。緊急時には医師が自宅で読影可能な体制もとっています。
◆ 診療録管理体制加算について確認します。	◇ （診療記録委員会関係ファイル提示）
◆ 緩和ケア診療加算について確認します。（メンバーの職種などを確認。カンファレンス記録を確認し、水曜日開催していることを確認）	◇ （関係ファイル（メンバー、カンファレンス記録）提示）チームが診察する患者数が15名以下／日なので、専任となっています。専従はD看護師です。
◆ 身体症状の緩和を担当する医師は。	◇ E医師です。
◆ 精神症状の緩和を担当する医師は。	◇ F医師です。
◆ 看護師の緩和ケア病棟等における研修については誰が担当していますか。	◇ 緩和ケア認定看護師です。
◆ 個別栄養食事管理加算はとっていますか。	◇ 算定しています。G管理栄養士が記録しています。
◆ 緩和ケアチームの院内的な位置付はどのようになっていますか。	◇ （院内組織図を提示）
◆ 身体合併症管理加算について確認します。担当医師はだれですか。	◇ H医師です
◆ 患者サポート体制充実加算の体制を確認します。	◇ （担当看護師が配置されている状況を説明、カンファレンス記録、相談記録、相談マニュアルを提示）
◆ 出勤状況を確認します。	◇ （担当看護師の出勤簿を提示）
◆ ハイリスク分娩管理加算の体制を確認します。	◇ （産婦人科医師の出勤簿を提示し、常勤医が3名以上在籍していることを説明）（施設基準基本②のファイルを提示）

厚生局の質問（適時調査）	病院の回答
◆ 入退院支援加算について確認します。	◇ （メンバーを紹介し、担当の出勤簿、施設基準基本②のファイルを提示）
◆ 認知症ケア加算の体制を確認したい。	◇ （施設基準基本②のファイル、認知症ケアマニュアル、認知症研修会資料看護職員用を提示、関係ファイル（認知症ケア加算資料）を提示し、病棟巡回の記録、カンファレンス記録について説明）（認定看護師３名がいることを説明）
◆ 認定看護師の出勤状況を確認します。	◇ （３名の出勤簿を提示）
◆ 認知症ケアチームの院内的な位置付けはどのようになっていますか。	◇ （組織図を提示）
◆ 時間外など重症患者を診られる体制は。救急患者数を教えてください。	◇ 内科系外科系の他に部長当直の体制もとっています。各科オンコール体制もとっています。（平成30年度救命救急センター実績を示す）

個別指導・適時調査における厚生局の質問と病院の回答

領　域：適時調査　事務（特掲診療料①）

対応者：事務副部長　医事課係長

◆→厚生局　◇→足利赤十字病院

厚生局の質問（適時調査）	病院の回答
【ラウンド】 ＜西9病棟＞ ◆　家族控室、面談室はどこにありますか。	◇　（案内）
＜東9病棟＞ ◆　結核のモデル病室を見せてください。	◇　（案内）
＜西7病棟＞ ◆　プレイルームは何㎡ですか。	◇　61㎡です。
＜西4病棟＞ ◆　浴室、トイレを見せてください。 ◆　廊下の幅はいくつありますか。 ◆　回復期リハの実績の表示は毎月替えていますか。	◇　（案内） ◇　2m87cmです。 ◇　3か月に1回（1月・4月・7月・10月）です。
＜CCU病棟＞ ◆　CCUは7床ですか。 ◆　人工呼吸器、DC、モニター、救急カート、心電図はどこにありますか。	◇　はい、そうです。 ◇　（CCU内にあるそれぞれの置き場所を案内）
＜西3病棟＞ ◆　ポータブル撮影装置機はどこにありますか。	◇　（気管挿管セット、人工呼吸器、除細動器、心電図、血液ガス分析機を案内する）
【講堂にて書類確認】 ＜西3階病棟＞ ◆　救急救命センターの専任の先生は誰ですか。 ◆　A先生の研修の修了証明書はありますか。 ◆　A先生の勤務状況がわかるもの、日勤と夜勤がそれぞれわかるものを見せてください。 ◆　病棟日誌を見せてください。転出時間が分かったほうがいいです。（4対1にかかわるため） ◆　勤務表の「外」って何ですか。 ◆　病棟から救命センターに行った際の時間は、何で確認していますか。 ◆　救命センターに行った際の時間は、病棟日誌を見てわかるようにしておいたほうがいいです。 ◆　麻酔科の先生は、救急救命センター日当直者予定表に載っていますか。 ◆　麻酔科の先生の6月分のオンコール表はありますか。	◇　A先生です。 ◇　（修了証明書を見せる） ◇　（出勤簿と救急救命センター日当直者予定表を見せる） ◇　（病棟日誌を見せる） ◇　救命センターで勤務している者です。 ◇　電子カルテにて確認しています。 ◇　わかりました。 ◇　載っていないです。 ◇　（オンコール表を見せる）

厚生局の質問（適時調査）	病院の回答
◆ ６月８日と９日の勤務状況が違います。	◇ 予定表が変わっていませんでした。
◆ 土曜日、日曜日で出勤したとわかるものは出勤簿で対応していますか。	◇ しています。
◆ 救急救命センター充実段階評価でＡ評価がわかるものを見せてください。	◇ （平成30年度救急救命センター充実段階評価の結果を見せる）
◆ 看護師の研修会は全体でまとめていますか。	◇ はい、まとめています。
◆ 研修会に出られなかった者へのフォローはどのようにしていますか。	◇ 病棟会でフォローし、個人の記録として残しています。
◆ 出席表に残したほうがいいと思います。	◇ わかりました。
◆ 研修会の講師は誰でしたか。	◇ ＢとＣです。
◆ 修了証はありますか。	◇ （修了証を見せる）
◆ 重症度、医療・看護必要度の割合を見せてください。	◇ （重症度、医療・看護必要度の割合を見せる）
◆ 救命救急病棟に入院した救命救急入院料を算定した人の割合（基本診療様式43、44）を見せてください。	◇ （割合を見せる）
<東３階病棟>	
◆ 東３の病棟看護管理日誌ですが、CCUの日誌はどのようになっていますか。	◇ （病棟管理日誌を提示し、説明）
◆ CCUの患者の出入りの時間はどこに記されていますか。CCUの病棟管理日誌は東３と別ですか。	◇ CCUの日誌は別で保管してあります。
◆ CCUは７床ですが、日勤帯、夜勤帯それぞれ何人で勤務していますか。	◇ 病院がやっている日は日勤帯が４人、休日は３人。夜勤帯は２人です。
◆ CCUの勤務時間は何で把握していますか。	◇ 電子カルテです。
<西４階病棟>	
◆ Ｄ先生、リハビリテーションスタッフ、社会福祉士のＥさんの勤務状況がわかるものを見せてください。	◇ （出勤簿、リハビリテーション科の予定表を見せる）
◆ 予定表と出勤簿の出勤状況が違いますが、変更したら誰が見てもわかるように、何かしら残したほうがいいです。	◇ わかりました。
◆ 回復期リハビリテーション病棟入院料の算定根拠がわかるものを見せてください。	◇ （回復期リハビリテーション病棟入院料のリストを見せる）
◆ 新規入院患者における重症者の割合の用紙はありますか。	◇ （重症者の割合の用紙を見せる）
◆ 直近６か月以内に当該病棟に入院した患者数の算出根拠がわかるものを見せてください。	◇ （患者数の根拠となる書類を見せる）
◆ リハビリテーション単位数のわかるものを見せてください。	◇ （リハビリテーション実績を見せる）
◆ リハビリテーションの計画書を見せてください。	◇ （リハビリテーション計画書を見せる）
◆ リハビリテーションの部屋は内法ですか。（地図を見ながら）	◇ 内法です。
<西９階病棟>	
◆ 病棟面積の変わりはないですか。	◇ ないです。
◆ 差額室はありますか。	◇ あります。

厚生局の質問（適時調査）	病院の回答
◆ 何号室になりますか。	◇ 951号室～957号室になり、全部で7部屋あります。
◆ 緩和ケアの専任の先生は誰ですか。	◇ E先生です。
◆ E先生の出勤状況がわかるものと、研修の修了証明書を見せてください。	◇ （出勤簿と修了証明書を見せる）
◆ 緩和ケアの案内文書はありますか。	◇ （緩和ケア病棟ご案内のパンフレットを見せる）
◆ 緩和ケア病棟管理運営要網ありますか。受け入れ体制はどうなっていますか。	◇ （緩和ケア病棟マニュアルを見せる）
◆ 先生や看護師が研修を行っていると思いますが、残してあるものはありますか。	◇ （地域連携研修会の資料を見せる。今年度も計画中であることを伝える）
◆ 直近1年間の当該病棟における入院人数の平均は何人ですか。	◇ 22.6人です。
◆ 算出根拠はありますか。	◇ 平均在院日数から出しています。
＜西7階病棟＞	
◆ 小児科の常勤の先生は何人ですか。	◇ 6人です。
◆ 先生と保育士さんの勤務状況がわかるものはありますか。	◇ （出勤簿を見せる）
◆ 他の病棟にも応援に行っていると思いますが、どういった際に応援に行っていますか。	◇ 内科病棟や外科病棟などの忙しい病棟に行くのと、病棟からの要請があった場合に応援に行っています。病棟状況により、管理師長の判断指示にて他病棟へ支援に行っています。体位変換など。

個別指導・適時調査における厚生局の質問と病院の回答

領　域：適時調査　事務（特掲診療料②）
対応者：医療情報課係長、地域連携参事、人事課長・人事係長、ME係
　　　　長、システム係長、栄養課長、医事課入院係長

◆→厚生局　　◇→足利赤十字病院

厚生局の質問（適時調査）	病院の回答
＜ハイリスク妊産婦連携指導料１＞	
◆　ハイリスク該当患者はいましたか。平成29年度、平成30年度実績見せてください。施設基準をとるうえで市町村または都道府県との連携実績は必要です。該当がないのであれば返還となります。	◇　平成30年度の実績はなしです。
◆　医師の経歴見せてください。	◇　（産婦人科　A部長の経歴を提示）
◆　医師の経験値について診療実績を標記するように、医師の経歴について病院としてどのように確認したか示すことが必要です。整備してください。	
＜検査・画像情報提供加算及び電子的診療情報評価料＞	
◆　他の医療機関と連携し患者情報に関する電子的な送受信または閲覧が可能なネットワークを構築していますか。	◇　「とちまるネット」を使用しています。
◆　資料提供とは何ですか。	◇　画像や退院サマリーを提供しています。
◆　アクセスログをとっていますか。	◇　とっています。
◆　保存は何年ですか。	◇　保存年は不明です。
◆　2018年５月のアクセスログ（閲覧した情報と閲覧者名）見せてください。	◇　資料を準備します。
◆　電子的に患者の診療情報を提供する場合は厚生労働省の「医療情報システムの安全管理に関するガイドライン」に準じなければなりません。ガイドラインの何版を使用していますか。	◇　VOL4.5を使用しています。
◆　医療情報の提供については厚生労働省のガイドラインを使い、それに準じていることを規定に盛り込むこと。常にバージョンアップしてください。規程の整備をしてください。	◇　はい。
◆　医師の出勤簿見せてください。	◇　（提示）
◆　こちらは印鑑なのですね。	
◆　医療研修記録を見せてください。	◇　（提示）
＜医療機器安全管理料１＞	
◆　医療機器の安全研修について実績見せてください。	◇　（提示）

厚生局の質問（適時調査）	病院の回答
◆ 対象者は何名。前段の告知の資料は。何回開催しますか。伝達はどのようにしていますか。年間計画はありますか。	◇ 年2回、全員参加しました。（資料を提示）
◆ 研修については計画を立て承認を得て実行するようにしてください。計画を立てた研修は対象者全員に通知し、欠席者の把握、欠席者のアフターフォローもするようにしてください。研修記録の書類整備を行ってください。	◇ はい。
◆ 保守点検はやっていますか。頻度は。	◇ 年1回です。
<時間内歩行試験およびシャトルウォーキングテスト>	
◆ 医師に変更はないですか。	◇ はい。
◆ 血ガスの器機に変更はないですか。	◇ はい。
<放射線治療専任加算・外来放射線治療加算>	
◆ 専ら担当する医師は誰ですか。	◇ B先生。
◆ 専ら担当する放射線技師は誰ですか。	◇ C技師・D技師。
◆ 機器や施設の変更はないですか。	◇ ありません。
<画像診断管理加算2>	
◆ 画像診断を専ら担当する常勤医師は誰ですか。	◇ E先生。
◆ 10年以上の経験はありますか。	◇ （資料提示）
◆ 読影結果は委託していますか。	◇ していません。
◆ 他に情報を出すことはありますか。	◇ はい。
◆ 厚生労働省の画像システムガイドラインが必要ですがありますか。	◇ 安全管理ガイドラインはあります。
◆ 電子カルテを使用する際、規程・ガイドラインが必要です（セキュリティー・ログインID・アクセスログ等）管理をしてください。	◇ 別に作成してあったので画像システム規程に盛り込むよう整備します。
<小児鎮静下MRI撮影加算> <頭部MRI撮影加算>	
◆ 何テスラですか。	◇ 3テスラです。
◆ 医師の経験年数の確認をします。	◇ （履歴書提示）
◆ この書類では経歴しかわかりません。経験値（診断・治療件数等）について書類に記してください。	◇ はい。
<麻酔管理料Ⅰ、Ⅱ>	
◆ 常勤の麻酔科医5名以上。24時間緊急手術対応ですか。	◇ はい。
<病理診断管理加算>	
◆ 7年以上の経験が必要です。	◇ （資料提示）
◆ 経歴だけではなく経験値を明記、書類整備をしてください。	◇ はい。
<悪性腫瘍特異物質治療管理料>	
◆ 病理診断を専ら診断する常勤の医師の名簿見せてください。	◇ （F先生の出勤簿提示）

厚生局の質問（適時調査）	病院の回答
＜栄養課＞	
◆ 業者委託ですね、契約書見せてください。	◇ （契約書提示）
◆ 年間の委託料は。	◇ （書類提示）
◆ １食の料金で請求ですか。	◇ はい。
◆ 配膳の時間は。	◇ ５：３０～６：００過ぎになります。
◆ ６：００配膳が基本です。早くならないようにしてください。	
◆ 管理栄養士は何名ですか。	◇ 11名です。
◆ 献立の内容について、決裁していますか。	◇ いいえ。
◆ 治療食について、リストに塩分表示がありません。	◇ 電子的に端末上で確認しています。
◆ 病院幹部に供覧していますか。	◇ していません。
◆ 制限食において、数値が制限内であるか課長一人の確認ではなく、複数人確認する必要があります。	
◆ 施設内で作られる食事は、どこに提供されていますか。	◇ 入院患者用と院内の保育園用です。
◆ 保育食は何食くらいですか。	◇ 20～40食です。
◆ 帳簿は分かれていますか。	◇ 分かれています。
◆ 確認はしていますか。	◇ しています。
◆ 保存食の廃棄期限はいつですか。	◇ 15日目に廃棄しています。
◆ 廃棄は業者ですか。	◇ 業者です。
◆ 廃棄方法の確認はしていますか。	◇ 原材料は、「保存期間○～○」と明記しています。
◆ 廃棄にズレはありませんか。	◇ ありません。月に１度確認をしています。
◆ 食堂加算について患者へ管理栄養士の介入はありますか。全入院患者に算定されるものであるので、病院の体制を説明するといいでしょう。	◇ 全患者ではないが介入しています。
◆ 患者用の冷蔵庫はありますか。	◇ 個室に冷蔵庫がある部屋もあります。
◆ 食事制限している患者の部屋訪問時は、指導含め、冷蔵庫の中を確認してください。	◇ はい
◆ 嗜好調査はどのようにしていますか。	◇ アンケートを実施しています。
◆ 年に何回実施していますか。	◇ 年に２回実施しています。
◆ 残量調査は実施していますか。	◇ 毎日実施している。詳細なものは配膳者にアンケート調査を実施しています。
◆ 収集されたデータの活用方法はどのようにしていますか。手間をかけずにデータを有効活用してください（収集⇒会議⇒改善⇒評価⇒）。	◇ 残量の多い日の献立を見直しています。
◆ 厨房について、保健所から指摘を受けましたか。	◇ 指摘はありません。
＜医事課＞	
◆ 同意書（室料差額等自費請求について）を見せてください。	◇ （提示）
◆ 同意日しかありませんが、入室日と同意日は一緒ですか	◇ はい。

厚生局の質問（適時調査）	病院の回答
◆ 予定入院なら室料差額を考える時間ありますが、日付についてトラブルはありませんか。	◇ 時間外に入院する場合、同意書をもって入室するのでトラブルはありません。
◆ 有料部屋しか空いていないときはどうしますか。	◇ 室料差額を加算せず有料部屋に入っていただき、無料部屋が空き次第移動していただきます。
◆ 入室日と同意日の両方がある病院が主です。契約書なので、後日、話を聞いてないなどトラブルのないようにきちんと同意を得るべきです。	
◆ 他に同意書ありますか。おむつの同意書はありますか。	◇ 業者が入っています。
◆ 病院販売は。	◇ していません。
◆ 病院販売していない病院は初めてですね。それならば OK です。	

個別指導・適時調査における厚生局の質問と病院の回答

領　域：適時調査　院内ラウンド　施設基準充足状況
場　所：正面玄関、リハビリセンター、精神科作業療法室、透析センター
対応者：事務部副部長、総務課長、総務係長、リハビリテーション係長、
　　　　ME係長、病棟看護師長

◆→厚生局　◇→足利赤十字病院

厚生局の質問（適時調査）	病院の回答
＜ラウンドにて掲示物の確認＞	
正面玄関	診療科目、特室、初診再診
↓	
外来Aブロック	診療担当
↓	
精算機付近	医薬品関係、医療安全
↓	
救命救急センター	院内トリアージ
↓	
リハビリセンター	一通り説明
↓	
精神科作業療法室	部屋の広さ、数
↓	
透析センター	台数の確認（28台、個別2台　計30台）
＜講堂にて＞	
◆　医薬品投与に関する掲示はありますか。	◇　ホームページのみ。
◆　院内掲示するように。	◇　はい。
◆　咀嚼機能・センチネルリンパ節は正式名称で掲示するようにしてください。	◇　はい。
◆　診療明細書の掲示は。	◇　精算機の上にあります。
◆　公費負担の掲示は。	◇　精算機の上にあります。
◆　正面玄関にも掲示をしてください。	◇　はい。
＜リハビリセンター＞	
◆　リハビリの担当医師は誰ですか。	◇　（出勤簿提示）外来は歯科医師、リハ医師、入院中は心外・循環器医師、心大血管はA医師、B医師、C医師、専任看護師はD看護師、専従看護師はE看護師。
◆　記録管理はどうしていますか。	◇　電子カルテで管理しています。（カルテ提示）
◆　カンファレンスの開催と開催時期はいつですか。	◇　東3病棟で週1火曜日の午後やっています。
◆　リハビリセンター全体の大きさと部屋数はいくつですか。	◇　305㎡、4部屋です。
◆　外来患者の整形外科カンファレンスの開催はどのようにしていますか。	◇　ドクターへ連絡のみ。小児科は開催しています。

厚生局の質問（適時調査）	病院の回答
◆ がん患者対応医師は誰ですか。 (出勤状況と資格の確認（①疾患別、②がん患者のカルテ確認）（①初期アセスメント、実施時間、実施計画書、②実施期間、担当者、総合実施計画書、退院日の確認）	◇ G医師です。
<精神科専門療法> (精神科作業療法室の広さ、ショートケア看護師、出勤状況の確認）（1か月の療法患者の数の確認） ◆ 作業療法は全員同じ場所でやっているのですか。広さの基準として療法士1人に50㎡必要ですが、療法室で同時刻に2人やっていると基準を満たしていません。基準なので確認します。	◇ 療法室、病棟、外でやっています。
(精神保健指定医の資格確認) ◆ 行動制限委員会の記録を見せてください。	◇ (記録を確認)
◆ PSW資格保有者は誰ですか。	◇ H社会福祉士。
◆ 基本指針はありますか。	◇ (病棟管理の資料にて確認)
◆ 手順等が書いてあるものはありますか。	◇ (資料にて確認)
<透析> ◆ 施設基準の届け出は1で出ていますが2ではありませんか。	◇ 実績数で1を取得しています。
(水質検査記録確認) ◆ 現在の患者数は。	◇ 72名、腹膜透析を除くと65名。
◆ 透析患者のリスク評価の確認をします。	◇ (電子カルテで確認)

【略　歴】

小松本　悟（こまつもと・さとる）

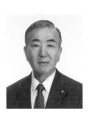

1950年　　東京都生まれ。
1975年　　3月慶應義塾大学医学部卒業。その後、同大学院にて医学
　　　　　博士学位取得
1984年　　6月から2年間米国ペンシルバニア大学脳血管研究所留学
　　　　　帰国後、慶應義塾大学神経内科医長就任
1990年1月　足利赤十字病院着任
1994年6月　足利赤十字病院　副院長に就任
2005年　　医療管理政策学修士（MMA：医業のMBA）取得
2006年　　診療情報管理士取得
2008年4月　足利赤十字病院　院長に就任
2010年4月　慶應義塾大学医学部客員教授就任
2013年4月　獨協医科大学臨床教授就任
2017年4月　群馬大学医学部臨床教授就任
2017年6月　日本病院会　副会長就任
2019年11月　国際病院連盟　理事就任（IHF：International Hospital Federation）
2020年1月　アジア病院連盟　会長就任（AHF：Asian Hospital Federation）
2021年4月　足利赤十字病院　名誉院長就任
2021年6月　日本病院会　顧問就任
2021年7月　藤田医科大学　特命教授就任
2022年4月　瑞宝中綬章受章

いまさら聞けない病院経営2 施設基準編

2021年2月22日　第1版　第1刷発行
2023年4月6日　第1版　第2刷発行

定価はカバーに表示してあります。

著　者　小松本　悟

発行者　平　　盛之

発行所　㈱産労総合研究所
　　　　出版部　経営書院

〒100-0014
東京都千代田区永田町1—11—1　三宅坂ビル
電話03(5860)9799
https://www.e-sanro.net

印刷・製本　中和印刷株式会社

ISBN978-4-86326-309-3　C3047